F.-J. Begher · Elektroakupunktur nach Voll und Allergie

Friedrich-J. Begher

Elektroakupunktur nach Voll und Allergie

 MEDIZINISCH LITERARISCHE VERLAGSGESELLSCHAFT MBH · UELZEN

CIP-Titelaufnahme der Deutschen Bibliothek

Begher, Friedrich-J.:
Elektroakupunktur nach Voll und Allergie / Friedrich J. Begher. — Uelzen: Med.-Literar. Verl.-Ges., 1989
ISBN 3-88136-131-6

Anschrift des Verfassers:

Dr. med. Friedrich-J. Begher
Litscherweg 5
7770 Überlingen

© 1989 by Medizinisch Literarische Verlagsgesellschaft mbH, Uelzen
Alle Rechte, insbesondere die des nachdrucks, der Übersetzung, des Vortrages, der Radio- und Fernsehsendung und der Verfilmung sowie jeder Art der fotomechanischen Wiedergabe, auch auszugsweise, vorbehalten.

ISBN 3-88136-131-6

Gesamtherstellung: C. Becker, Uelzen

Inhaltsverzeichnis

Vorwort 7

TEIL I

Spezieller Teil „EAV und Allergie" (Basiswissen)

Allergie aus der Sicht der Elektroakupunktur nach Voll (EAV) 11

Das Allergiegefäß — seine spezifische Leistung und Bedeutung 15

    Bemerkungen zu den Meßpunkten des Allergiegefäßes 15

    Fallbeschreibung 17

Die praktische Arbeit 21

Die Diagnose und Behandlung der Nahrungsmittelbelastung bzw. Nahrungsmittelallergie 21

Die Diagnose und Behandlung der durch inhalative Allergene verursachten Erkrankungen 23

    Besondere Allergene 25

Homöotherapie des allergischen Formenkreises 25

TEIL II

Spezielle Homöopathie des allergischen Formenkreises

Spezielle Homöotherapie 33

Die Homöotherapie des allergischen Asthma bronchiale 35

Mittel des Bronchospasmus 36

Konstitutionelle und miasmische Aspekte 36

Arzneimittel unter dem Aspekt Husten 37

Homöotherapie allergischer Hauterkrankungen 37

Modalitäten — Indikationen 51

Die Homöotherapie des Darms (aus der Sicht der EAV) 52

Arzneimittel mit Abdominal-Schmerzen 56

Andere Bauchschmerz-Modalitäten 57

Bewährte Indikationen 57

    Ileitis terminalis (M. Crohn) 57

    Homöopathische Arzneimittel der Analregion 59

Arzneimittel bei Spasmen der Analregion	59
B.I. — bei chronischer Colitis	59
Hinweise auf Kausal-Nosoden bei Erkrankungen des Darms	60
Homöotherapie der Harnblase	60
Axiome, Definitionen, Hypothesen der Elektroakupunktur nach Voll	62
Das Meßpunkt-System der EAV	63
Arzneimittel nach Maß	64
Schmerz-Auslösch-Phänomen	66
Elektromagnetische Schwingungen als übertragbare Arzneimittelwirkung	68
Schlußfolgerung	74
Rückblicke	75

Anhang

Verzeichnis der lieferbaren Allergene	79
Vorrätige Präparate für den Bereich der Friseure	81
Potenziert vorrätige Holzschutzmittel	82
Lieferbare Lacke und Lösungsmittel	83
Desinfizientia und Antiseptika	84
Präparate aus dem Foto- und Druckbereich	84
Vorrätige Reinigungs- und Waschmittel	85
Potenzierte Antibiotika und Chemotherapeutika	86
Lokalanästhetika	88
Narkosemittel	88
Potenziert vorrätige Aminosäuren	89
Potenzierte Psychopharmaka	89
Potenziert vorrätige Antiepileptika	91
Potenzierte Hypnotika/Sedativa	91
Literaturverzeichnis	93

Vorwort

Seit nunmehr über 30 Jahren baute sich der Erfahrungs- und Wissensschatz der von Dr. *Reinhold Voll* inaugurierten und nach ihm benannten, diagnostisch-therapeutischen Methode der Elektroakupunktur auf. Die erfolgreiche Behandlung der vielen hilfesuchenden Patienten, auch vor allem jener, denen die etablierte Medizin nicht mehr geholfen hat, verschaffte der Elektroakupunktur nach *Voll* eine ständig wachsende, internationale Beachtung und Anerkennung.

Gerade auf dem Gebiet der Allergien wird der EAV-Arzt erleben, wie zuverlässig das diagnostisch-therapeutische Arbeiten für ihn und seine Patienten zur Zufriedenheit gelingt. Nach dem Prinzip der Isopathie können wir über die EAV die potentiellen Allergene messend erfassen und therapeutisch gezielt einsetzen. Die ebenfalls ausgetestete homöopathische Begleittherapie, welche sich im wesentlichen an *Mathias Dorcsi* orientiert, wird die erfolgreiche Behandlung des allergischen Formenkreises in bewährter Weise untermauern.

Der Autor möchte Herrn Dr. *R. Voll* seinen tief empfundenen Dank aussprechen, verdankt er doch der EAV ein beglückendes ärztliches Denken und Handeln. Die EAV wurde zum Mittelpunkt seines ärztlichen Berufes und führte ihn auf den Weg einer ganzheitlichen, menschlichen und hippokratischen Medizin.

TEIL I

Spezieller Teil „EAV und Allergie" (Basiswissen)

Allergie aus der Sicht der Elektroakupunktur nach Voll (EAV)

Es ist unbestritten, daß wir in den letzten Jahrzehnten eine enorme Zunahme an Erkrankungen des allergischen Formenkreises zu verzeichnen haben; wir können von einer Volkskrankheit „Allergie" sprechen. Die Ursachen sind vielschichtig und im wesentlichen klar erkennbar: es ist das chemische Zeitalter, in dem wir uns befinden! Frei nach *Cicero* können wir anklagend fragen „quo usque tandem abutere, homo sapiens, patientia naturae" — aber die Geduld der Natur ist am Ende. Flüsse, Seen, Meere und Wälder sterben, und die fatalen Folgen für die Menschen nehmen unaufhaltsam ihren Lauf. Eine Unzahl von Chemikalien nehmen wir, gezielt oder ungezielt, in unserem Körper auf und bewirken dadurch einen Angriff auf das natürliche Funktionieren unseres Organismus. Vor allem kommt es zu einer chronischen Schädigung der Darmschleimhaut, wodurch diese zunehmend ihre Abgrenzungsfunktion zur Außenwelt verliert. Über den Vorgang der Persorption gelangen immer mehr potentielle Allergene auf die Blutseite des Organismus. Sie attackieren und überfordern unser Immunsystem und hinterlassen uns den Problemkreis Allergie mit seinen vielfältigen Krankheitserscheinungen.

Gerade im Zusammenhang mit dem Allergieproblem sollte eine medizinische Wissenschaft erkennen, welche segensreiche Hilfe ihr durch die von Dr. *R. Voll* inaugurierte Methode der Elektroakupunktur zuteil geworden ist.

Der erfahrene EAV-Arzt ist mit dieser diagnostisch-therapeutischen Ganzheitsmethode bezüglich Diagnose- und Therapie-Sicherheit den schulgerechten Methoden zumindest ebenbürtig, was die Therapieerfolge anbelangt, bei einer Reihe von Erkrankungen des allergischen Formenkreises deutlich überlegen.

Der optimale Zeitpunkt für den Einsatz der EAV ist z. B. bei den saisonalen Allergien (Asthma, allergische Rhinitis-Konjunktivitis) auf dem Höhepunkt der Symptomatik. Die damit sofort einsetzende Therapie ist absolut ohne Risiko und bringt in der Regel eine sofortige Besserung. Eine schulgerechte Desensibilisierungsbehandlung ist dagegen wegen der bekannten, bedrohlichen Risiken erst in der saisonfreien Phase zu beginnen. Inzwischen muß der Patient oft mit Cortison versorgt werden, wodurch der Problemlösung entgegengearbeitet wird — leider!

Auf die Erörterung der schulgerechten Lehre und deren diagnostischen und therapeutischen Möglichkeiten soll (und kann) hier verzichtet werden. Das ärztliche Wissen muß vorausgesetzt werden. Auf die reichhaltige, neueste Literatur sei hier verwiesen.

Der erfahrene EAV-Arzt weiß, daß die mit schulgerechter Methodik erfaßten Allergene über das EAV-System allemal erfaßt werden; dabei kennt die EAV keine falsch positiven Ergebnisse. Auch hinsichtlich der „Stärke" eines Allergens decken sich die Meßergebnisse der EAV — starke Allergene benötigen für den „Ausgleich auf 50" am entsprechenden EAV-Meßpunkt entsprechend mehr oder weniger Ampullen möglichst tiefer Potenzen (ein Grundprinzip!).

Das Regelkreissystem „Allergie" der EAV ist in seiner Leistungsbreite aber ein weit offeneres, umfassenderes Prinzip. Es ist in seiner hochentwickelten Feinheit in der Lage, weit mehr Stoffe als „belastend" für den menschlichen Organismus oder Teile desselben zu erkennen.

Da wir nun die hierunter fallenden Stoffe nicht mehr unter dem schulgerechten Lehrbegriff der Allergie einordnen können — wir sie allenfalls unter dem Begriff der Pseudo-Allergie einreihen können — empfiehlt es sich, beim Allergiegefäß der EAV besser vom *Inkompatibilitätsgefäß* (nach *Beisch*), also *allumfassend* vom Meßsystem für die *„Unverträglichkeit"* zu sprechen.

Die EAV arbeitet am Regelkreis Allergie vorwiegend mit homöopathisch potenzierten Präparaten, deren Ausgangsmaterial die potentiellen Allergene bzw. unverträglichen Stoffe sind. Beim Einbringen der Potenzen in den Meßkreis bewirken diese als Zeichen einer kausalen positiven Bewertung auf unserer Dermatronanzeige eine Zeigerbewegung in Richtung unseres definierten Normwertes „50"; dabei ist bereits eine geringfügige Zeigerbewegung als positiv zu bewerten. Aber auch das Aufheben eines eventuell vorhandenen Zeigerabfalls oder die Schmerzbeseitigung am MP beim Meßvorgang sind als positiv zu bewerten.

Das Ausmaß der Zeigerbewegung in Richtung Normwert bzw. der Ausgleich auf 50 ist bei einer ansprechenden Potenz grundsätzlich abhängig vom Potenzierungsgrad oder der Anzahl tiefpotenziger Ampullen. Unsere in Diagnostik und Therapie zur Anwendung gelangenden Potenzen liegen in der Regel zwischen D 3 und D 30 bzw. D 200 beim Einsatz der Potenzreihen (KuF-Reihen). Bei sehr vielen Substanzen beginnen wir mit der D 5 oder D 6 als tiefstmögliche Potenz. Die hochtoxischen Substanzen stehen uns oft erst ab D 10 und höher zur Verfügung. Durch den Einsatz von 3 Ampullen gleicher Potenz kann die nächsttiefere Potenz kompensiert werden.

Grundsätzlich gilt für die Bewertung: Je tiefer die Potenz, um so stärker ist die Inkompatibilität. Das endgültige Maß dieser Stärke vermittelt uns die Zahl der für den Ausgleich auf 50 erforderlichen Ampullen in tiefstmöglicher Potenz.

Für die qualitative Diagnostik genügt schon die wertverbessernde Wirkung einer Ampulle. Als therapeutische Konsequenz ist jetzt dafür zu sorgen, daß der Kontakt zum schädigenden Agens beendet wird, wie wir es z. B. bei der Nahrungmittelunverträglichkeit durch Weglassen der als positiv ermittelten Nahrungsmittel durchführen.

Der therapeutische Einsatz potenzierter Arzneimittel wird mit all jenen Ampullen begonnen, die zum Ausgleich auf 50 erforderlich waren. In einer Behandlungsserie lassen wir nun nach den Regeln der EAV die Potenzen von Injektion zu Injektion ansteigen. Hierbei ist auf das Grundprinzip der EAV für die richtige Wahl der Zeitabstände zwischen den aufeinanderfolgenden Injektionen und auf die richtige Geschwindigkeit des Ansteigenlassens der Potenzen besonders zu achten. Bei der EAV-Therapie des allergischen Formenkreises sind deshalb bei einer laufenden Injektionsserie kurze Zwischentestungen zu empfehlen, vor allem dann, wenn der Patient während der Therapie stets dem Allergen ausgesetzt ist, wie es z. B. bei den Pollinosen oder Stauballergien der Fall ist.

Für eine erfolgreiche Behandlung des allergischen Formenkreises bedarf es aber auch des Einsatzes einer subtilen Homöotherapie. Das Erkennen der individuellen Diathese und Konstitution mit Einsatz der zugehörigen, gemessenen Hochpotenz ist von entscheidender Bedeutung. Aber es ist auch eine qualifizierte, eher tiefpotenzige homöopathische Begleittherapie unerläßlich. Andererseits sind bei den Allergien oft mittelhohe Potenzen in nicht zu häufigen Gaben von hervorragender Wirkung; das gilt in ganz besonderem Maße für LM-Potenzen (Q-Potenzen).

Für die Ausleitung bzw. Ausheilung einer allergisch bedingten Krankheit benötigen Arzt und Patient vor allem Geduld und Einfühlungsvermögen. Zu Beginn der Therapie erleben wir oft heftige Verschlimmerungsreaktionen, vor allem bei Hautaffektionen; doch solche Reaktionen können wir als „Morgenröte der Genesung" auffassen. Sie sind kein Unglück und kein Zeichen einer falschen Behandlung. Auch sind in der Regel mehrere Behandlungsserien erforderlich. Bei saisonalen Allergien müssen meist ein bis drei saisonale Reaktionen zur Therapie genutzt werden.

Wir erkennen — wiederum als EAV-Grundsatz gewertet — am Verlauf aufeinanderfolgender Behandlungsserien am allmählichen Ansteigen der zum Ausgleich erforderlichen Allergenpotenzen die fortschreitende Ausleitung des schädigenden Agens und das damit verbundene Abklingen der Krankheit.

Das Allergiegefäß der EAV ist aber auch in der Lage, uns über die unverdünnten, also nicht potenzierten Natur- oder Ausgangssubstanzen hinsichtlich der Allergenität bzw. Inkompatibilität klare Aussagen zu vermitteln.

Das Zeigerverhalten unseres Dermatrons ist jetzt dem der potenzierten Stoffe entgegengesetzt. Ein belastendes Agens läßt den Zeiger jetzt mehr oder weniger in Richtung „100" ansteigen. Ein optimales, diagnostisches Arbeiten wird hier aber erst ermöglicht, indem wir die Meßpunkte des Allergie-Regelkreises vorher auf „50" ausgleichen. Einen stabilen Ausgleich auf „50" erreichen wir am besten mit den vorerwähnten potenzierten Substanzen der Allergene und den bewährten homöopathischen Arzneimitteln der Begleittherapie. Wird jetzt ein Naturprodukt in den Meßkreis gebracht, steigt der Zeiger deutlich vom 50er-Wert an. Cum grano salis ist das Ausmaß des Zeigeranstiegs ein Maß für die Stärke der Allergenität bzw. Inkompatibilität. Als Zeichen stärkster Allergenität kommt es zum Hochschnellen des Zeigers! Nach Entfernen der allergenen Substanz tritt nach einer gewissen Ruhepause wieder der Ausgangswert „50" ein.

Bei sehr schwach schädigend wirkenden Substanzen beobachten wir nach Verstreichen einer gewissen Zeit (im Sek.-Bereich) noch einen mehr oder weniger deutlichen Zeigeranstieg.

Eine genauere Bestimmung der allergenen Stärke wäre nur möglich, wenn wir von dem im Meßsystem verweilenden „Naturprodukt" tiefpotenzierte Ampullen besäßen und mit diesen wieder den Ausgleich zur Norm bewirkten.

An dieser Stelle muß aber auch darauf hingewiesen werden, daß eventuell nicht das Naturprodukt Ursache des „allergenen" Zeigeranstiegs ist, sondern vielmehr der oder die im Produkt enthaltenen Schadstoffe — dies gilt besonders für unsere Nahrungsmittel. Durch den Einsatz der entpsrechenden potenzierten Schadstoffe gelingt es uns, über die EAV eine feinsttoxische Schadstoffanalyse bei wenigen Minuten Zeitaufwand durchzuführen.

Zur Verdeutlichung ein Beispiel: Holländisches Gemüse — besonders stark belastet — wird als Naturprodukt nach dem bereits beschriebenen Vorgehen in den Meßkreis gebracht; der Meßwert am 1. Allergie-MP schnellt hoch. Jetzt suchen wir aus dem potenzierten Schadstoffarsenal auf „50" ausgleichende Ampullen. Ausgleich wird durch mehrere Ampullen Superphosphat u. Kalium nitricum in tiefer Potenz erreicht. *Bewertung*: ungenießbares Gemüse wegen extremer Kunstdünger-Belastung!

Bemerkung: Das hier beschriebene Verhalten ist nicht nur auf das Allergiegefäß beschränkt; wir können es an vielen anderen Meßpunkten unserer EAV-Bezugssysteme feststellen! Eine besonders hohe Empfindlichkeit zeigt hier der MP Plexus coronarius und SMP Lymphe 7b auf dem Kreislaufmeridian.

Aus diesen Fakten ergibt sich für die Arbeitsweise der EAV bei Nahrungsmitteltests konsequenterweise der Schluß, daß letztlich nur das potenzierte Nahrungsmittel eine sichere, nahrungsmittelspezifische Aussage machen kann.

Die beim Potenzierungsvorgang von Nahrungsmitteln (u. eventuell anderen Grundstoffen) erfolgende Mitverdünnung der im Picobereich im Nahrungsmittel evtl. vorhandenen Schadstoffe kann vernachlässigt werden. Ein falschpositiver Test ist somit ausgeschlossen.

Auch die von der Firma Bencard hergestellten Allergietestsätze sind als nichtpotenzierte Stoffe zu bewerten und können in der vorher beschriebenen Verfahrensweise zur qualitativen Allergen-Aussage eingesetzt werden. Wir haben so die Möglichkeit, Lücken bei unseren potenzierten Testsätzen auszugleichen.

Das Allergiegefäß kann aber auch zur Überprüfung allopathischer Arzneimittel bezüglich ihrer Verträglichkeit und Allergenität herangezogen werden, z. B. im Falle der Notwendigkeit des Einsatzes von Antibiotika, Röntgenkontrastmitteln u. dgl. mehr.

Ich konnte auch feststellen, daß sogar eine feinste Differenzierung gegenüber anderen Regelkreissystemen bei der gleichen Person möglich ist. So gelingt es z. B., am MP des Herz- und Kreislauf-Meridians eines schwer herzkranken Patienten mit verschiedenen Kalziumantagonisten einen guten Ausgleich auf „50" zu erreichen. Am Allergiegefäß jedoch kommt es bis auf ein Mittel zum Zeigeranstieg. Das optimale Mittel mit neutralem Verhalten am Allergiegefäß konnte problemlos und mit gutem Erfolg verordnet werden. Auch hier haben wir ein Grundprinzip, das auf andere EAV-Regelkreise übertragbar ist, wenn wir mit allopathischen Arzneimitteln und deren Kombinationen arbeiten müssen.

Wir müssen hierbei an die Farbstoffbelastung durch Medikamente denken. Es ist deshalb grundsätzlich besser, die „weißen" Tabletten zu verwenden!

Das meßbare Erfassen der Inkompatibilität führt uns auf den Weg einer subtilen Diagnostik und der Möglichkeit einer gezielten Therapie der Erkrankung des allergischen Formenkreises. Dabei gelingt es der EAV, Diagnose und Therapie in *einem* Arbeitsgang zu erstellen.

Das Allergiegefäß — seine spezifische Leistung und Bedeutung

Die qualitative Leistung des Allergiegefäßes wurde erstmals vom verstorbenen EAV-Kollegen *D. Mann* beschrieben. Als Diabetiker gelang es ihm, an den ulnar gelegenen Meßpunkten der Mittelfinger Nahrungsmittel zu eliminieren, die seine diabetische Stoffwechsellage verschlechterten. *Voll* beschrieb die Organzuordnungen der MP. Der 4. MP Allergie — Haare — wurde meines Wissens erstmals vom verstorbenen Kollegen *A. Pleuse* beschrieben. Auch ich halte den 4. MP Allergie für den Bezugsmeßpunkt zum Haupthaar des Kopfes. Ich verweise in diesem Zusammenhang auf den überzeugenden Heilerfolg einer juvenilen totalen Alopecie (Seite 17).

Bemerkungen zu den Meßpunkten des Allergie-Gefäßes

1. MP Allergie: Er ist vor allem zur Erfassung der *oral* aufgenommenen Stoffe geeignet. In erster Linie werden wir hier die Nahrungsmittel mit ihrem zugehörigen Umfeld (Konservierungsmittel, Gewürze, Genußmittel etc.) testen. Aber auch das breite Spektrum der Chemotoxine (Spritzmittel, Farbstoffe, Kunstdünger und vieles mehr) kann hier gesucht werden.
Typische Krankheitsbilder, die über diesen MP mitbehandelt werden können, sind Colitis ulcerosa, Colon irritabile, M. Crohn, Sprue und eventuell eine allergisch bedingte chronische Reizblase mit ihrer lästigen Dysurie. Es darf auch nicht außer acht gelassen werden, daß die allergisch erkrankten Organe eine erhöhte Anfälligkeit gegenüber anderen Noxen haben, so daß auch bakterielle und virale Nosoden zusätzlich auszutesten sind.

1-1 MP Allergie: Er steht für die Beziehung zur fokaltoxisch-allergischen Belastung. Dieser MP eignet sich aber ganz besonders gut zur Heraustestung des für die Allergie geeigneten homöopathischen Begleitmittels, welches dann in täglichen Gaben per os gegeben wird.

1a MP Allergie: Dieser MP informiert über den Einfluß des Allergiegeschehens auf die autonome Steuerung; wir können auch hier die Irritation der vegetat. Plexus überprüfen (*P. Madill*). In der Praxis kommt diesem MP eine wesentliche Bedeutung bei der Testung von Chemotoxinen zu.

1c MP Allergie: Am MP für die Gefäßsklerose gelingt der Ausgleich vor allem durch die Nos. Arteriosklerose (Sdf) und durch die potenzierten „Sto"-Ampullen des Fettstoffwechsels, vor allem Cholesterinum (Sto 1), Glycerinum, Aceton, Acetessigsäureäthylester, Cystinum, Cysteinum und Sdf. Triolein.
Bei therapieresistenten Fällen von Angina pectoris oder bei Claudicatio intermittens können hier erstaunliche Besserungen erlebt werden, wenn durch diese potenzierten Substanzen auch noch die entsprechenden Arterien-MP KS 7 (Art. coronaria) 8c, 8e, 9, Ma 32 ausgeglichen werden. Natürlich müssen die entsprechenden Tiefpotenzen der Arterien-Organpräparate und eine permanente homöopathische Begleittherapie hinzugemessen werden. Die potenzierten Stoffwech-

Allergiegefäß

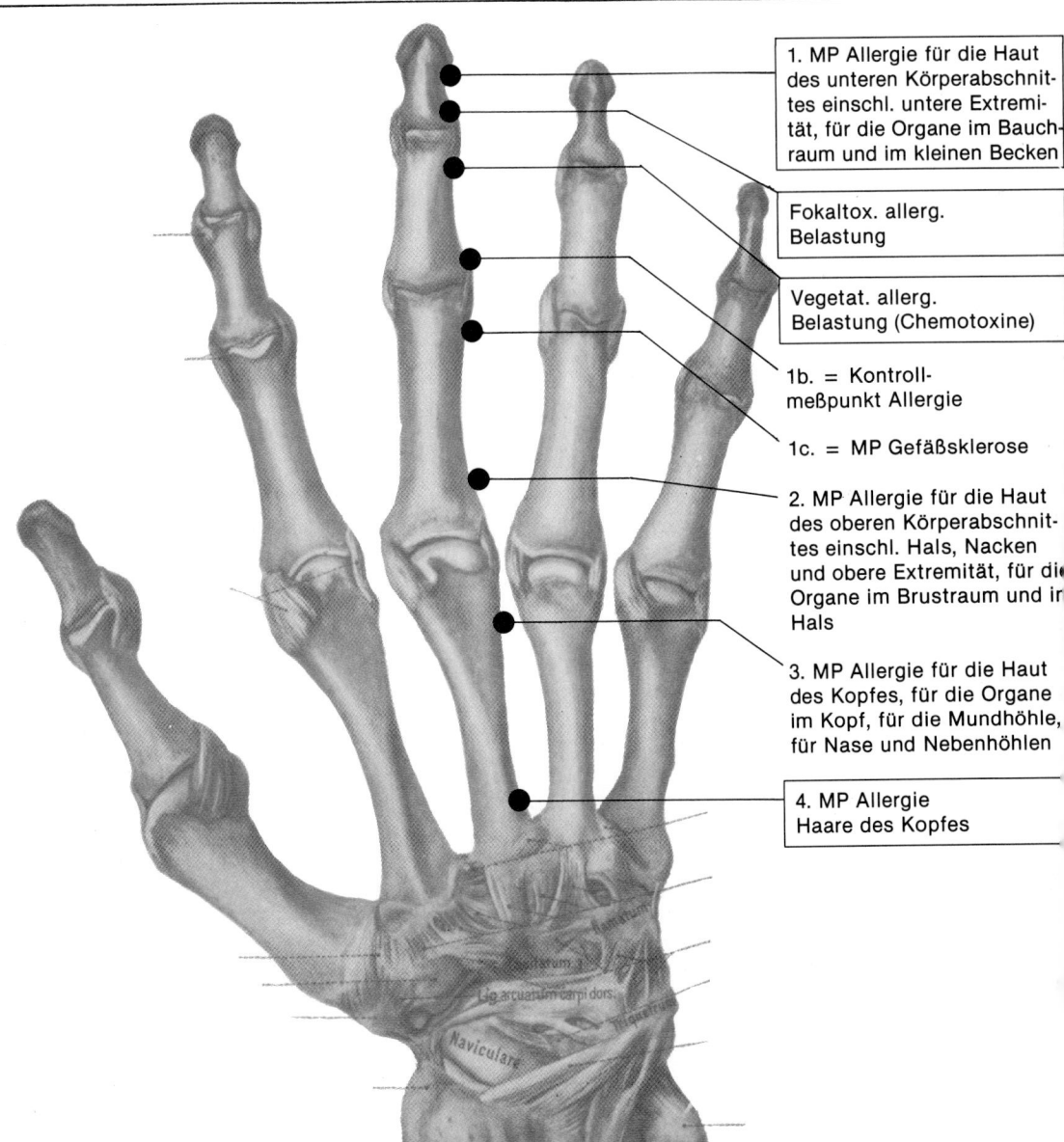

1. MP Allergie für die Haut des unteren Körperabschnittes einschl. untere Extremität, für die Organe im Bauchraum und im kleinen Becken

Fokaltox. allerg. Belastung

Vegetat. allerg. Belastung (Chemotoxine)

1b. = Kontrollmeßpunkt Allergie

1c. = MP Gefäßsklerose

2. MP Allergie für die Haut des oberen Körperabschnittes einschl. Hals, Nacken und obere Extremität, für die Organe im Brustraum und in Hals

3. MP Allergie für die Haut des Kopfes, für die Organe im Kopf, für die Mundhöhle, für Nase und Nebenhöhlen

4. MP Allergie Haare des Kopfes

Meßpunkt für das allergische Geschehen bzw. vasale Degeneration in den einzelnen rechten Körperabschnitten.

selsubstanzen müssen hierbei in behutsamen Schritten hochpotenziert werden, am besten unter Einschaltung von kontrollierenden Zwischentestungen.

2. MP Allergie: Die inhalativen Allergene wie Pollen, Stäube, Tierhaare und dgl. werden hier gefunden. Die infragekommenden Krankheitsbilder sind z. B. Asthma bronchiale, chron. Bronchitiden, allergische Rhinitis-Sinusitis bzw. Konjunktivitis usw. Auch hier ist an die sekundäre bakterielle und virale Belastung zu denken!

3. MP Allergie: Die inhalativen Allergene sind hier ebenso wirksam, vor allem durch Belastung der Nasennebenhöhlen und Konjunktiven. Von besonderer Bedeutung ist dieser MP bei der Eruierung von Störungen, die durch zahnärztliche Werkstoffe (ZW) ausgelöst werden. Allerdings müssen für eine sichere Diagnostik hierbei mehrere Regelkreise der EAV hinzugezogen werden, wie z. B. das Lymph-, N.-Deg.-Gefäß, der Kreislauf- und 3 E-Meridian. Die Meßpunkte dieser Systeme sind auch im Rahmen eines subtilen Verträglichkeitstests von besonderer Wichtigkeit.

4. MP Allergie: Das breite Spektrum der Chemotoxine, aber auch virale Nosoden wie z. B. Distemperinum, Morbillinum usw. stehen hier im Vordergrund.
In der folgenden Falldokumentation soll das Arbeiten am Allergiegefäß demonstriert und die Richtigkeit der Beziehung des 4. MP Allergie untermauert werden.

Fallbeschreibung

Es handelt sich um einen 16½ jährigen jungen Mann, bei dem es vor ca. 3 Jahren zu einem rapide fortschreitenden Haarausfall mit totaler Glatzenbildung und Augenbrauenschwund kam. Alle fachärztlichen Behandlungen inclusive der Universitätsklinik blieben ohne jeden Erfolg.

Am *3. 6. 1985* erfolgt die *erste* EAV-Behandlung. Anamnestisch stehen eine ausgesprochene Infektanfälligkeit und Allergieprobleme im Vordergrund.
Im ersten Meßgang fallen durch hohe Meßwerte mit starker Schmerzhaftigkeit der Meßpunkte und teilweise Zeigerabfällen folgende beidseitige Systme auf: Ly 1, All 1-4, dabei MP 4 re 90, li 89 und sehr schmerzhaft, 3 E mit besonders hohen Werten an den MP für Glandula thyreoidea, HVL, HZL und HHL, ferner die Systeme Milz/Pankreas, Leber, Haut, Niere und Blase.
Im anschließenden Medikamententest werden zuerst 12 Nahrungsmittel als belastend ermittelt. Sie werden in der künftigen Ernährung weggelassen. Als wichtige, ,,ausgleichende" Nosoden mit starker Wirkung auf alle Systeme werden u. a. gefunden: Distemperinum (Hundestaupe!) und Morbillinum, Parotitis epidem., chron. Tonsillitis, Streptococcus haemolyticus — alles in tiefen Potenzen (D 3 oder D 4) und in mehreren Ampullen.
Der Regelkreis Niere-Blase erreichte einen stabilen Ausgleich durch die Noso-

den Tuberculinum, Glomerulonephritis und Peritonitis. In jeder Injektion ist eine Ampulle Interferon D 6.

Orale homöopathische Begleittherapie; Medorrhinum D 200 (11 Glob. in 4wöchigem Abstand, insgesamt 3 Gaben), Lycopodium D 30 (2x wöchentlich 5 Glob.), Hepar sulf. D 4 (3 x 1 Tbl. tgl.), Spongia D 3 (3 x 1 Tbl.), Polyxan gelb (3 x 7 Tr.), Pel talpae D 6 (3x 1 Tbl.), Thallium aceticum D 60 (1 x wöchentl. 1 Gabe).

Alle belasteten Organe benötigten Wala-Organpräparate als E-Reihen. Nur MP 3 E 1 benötigte eine D-Reihe Gldl. suprarenales!

2. Testung am 24. 9. 85: alle vormals pathologisch veränderten MP haben sich wesentlich gebessert. Diskrete Anzeichen eines Flaums werden wahrgenommen! Noch auffallend belastete Meßpunkte: MP Ly 1 (Tonsillae palatinae) 90/92, SMP Lymphsystem (MP KS 7b) bds. 90, MP All 1-1 „focaltox.all. Belastung" 92/85, MP All 4 (Haare) 89/86. Hauptmittel im 2. Med.Test: Nos. Distemperinum, Morbillinum, Glomerulonephritis, jetzt in höheren Potenzen (KuF-Reihe), dazu kommen Tiefpotenzen Coxsackie B4 und A7, Grippe 84 und in KuF-Reihen die Schadstoffe

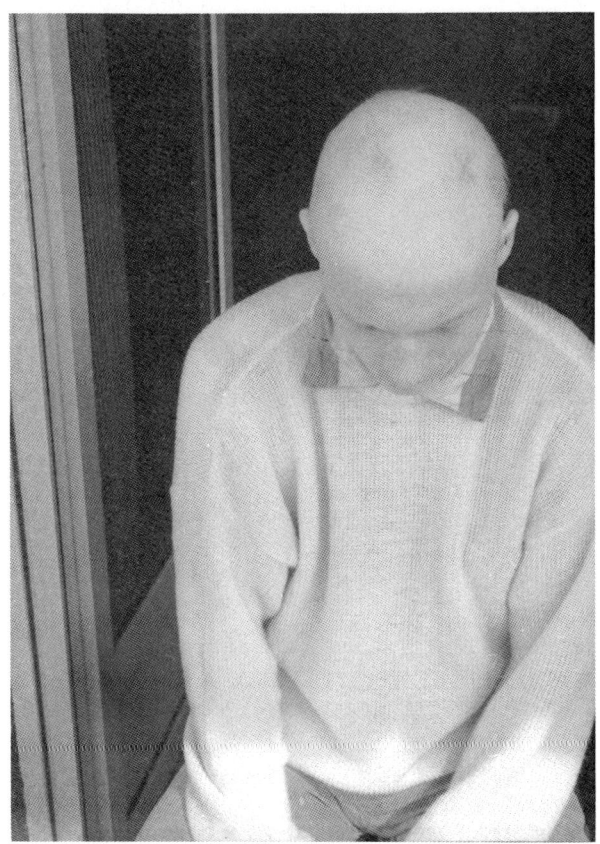

Abb. 1

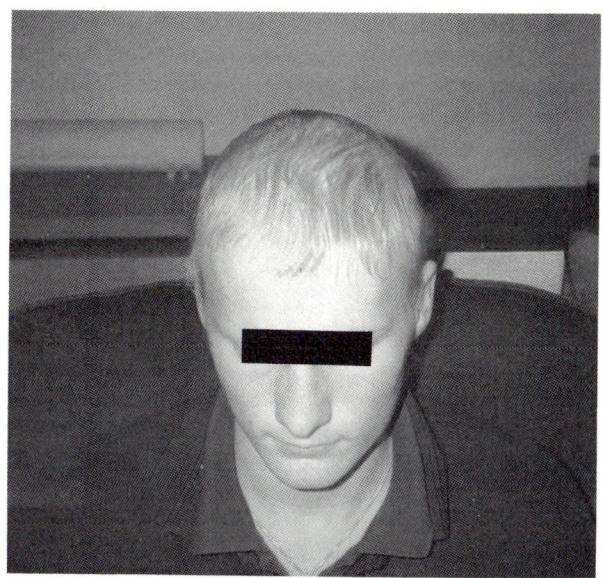

Abb. 2

Dinitrokresol und HCC comp.; orale Homöopathie: 13 Glob. Natrium sulf. D 200 (3 Gaben in 4wöchigem Abstand); Phytolacca D 3, Secale D 6, Thyreoidinum D 1, Pel talpae D 6 (jeweils 3 x tgl. 1 Gabe im Wechsel sublingual) und 2 x 1 Tbl. Thallium aceticum D 12; hinzu kommen noch einige Organpräparate.

3. Testung am 4. 4. 86: Haarwuchs ist jetzt am ganzen Kopf deutlich zu erkennen (1. Fotodokument stammt vom Mai 1986 — Abb. 1). Spezifische MP-Auffälligkeiten: MP AII 1-1: focaltox. Belastung 90-2/88; MP AII 4 88/85 und fast alle MP an Milz/Pankreas, Leber- und Hautsystem zeigen wieder Hochwerte. Auch jetzt zeigt sich im Medikamententest wiederum eine starke Wirkung der Nosoden Distemperinum und Morbillinum. Die KuF-Reihe Tuberculinum muß noch einmal dazugegeben werden. An Schadstoffen finde ich Cadmium sulf., Cobaltum und Nickel. Entsprechende Organpräparate. Orale Homöotherapie: Psorinum D 200 (7 Glob. in 4-Wochen-Turnus), als Tropfenmischung Vinca minor D 4, Galphimia glauca D 4, Grindelia D 4 zu gleichen Teilen (3 x 15 Trpf. tlg.), Kalium phosphor. D 4 (3 x 1 Tbl.), Thallium acetic. D 60 (1 x /Woche).

4. Testung am 7. 10. 85: Patient kommt mit gutem, über die ganze Kopfhautregion ausgedehntem Haarwuchs (2. Fotodokument: Abb. 2).
Spezifische MP-Auffälligkeit: MP AII 1-1: 92/94; AII 1a (chemotox. Belastung): 90/94; AII 4: 95-5/83-3; SMP Lymphe, Milz/Pankreas-, Leber- und Haut-MP ebenfalls an den meisten MP Hochwerte. Getestete Nosoden — jetzt nur als KuF-Reihen: Distemperinum, Morbillinum, Parotitis, Streptococcus haemolyticus und

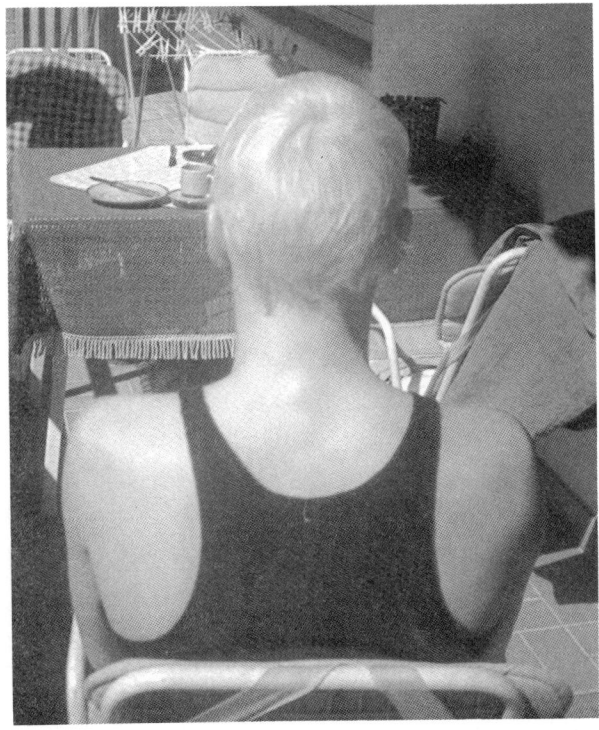

Abb. 3

viridans. Orale Homöopathie: Medorrhinum D 200 (7 Glob. in 4wöchentl. Abstand; Thallium acetic. D 100 (in jeder 2. Injektion); Kalium phsophor. D 4, Acidum phosphor. D 4, Sarsaparilla D 4 (jeweils 3 x 1 Gabe) und 1 x tgl. Plumbum D 10. Organpräparate.

5. *Testung am 10. 3. 87:* All 1-1, All 4, SMP Lymphe und Haut-MP zeigen Hochwerte. Nosoden: KUF Distemperinum, Morbillinum, Glomerulonephritis, Tuberculinum ab D 12, Kalium sulfuricum.
Orale Homöotherapie: Luesinum D 200 (7 Gob., 3 Gaben über 3 Monate verteilt), Thallium sulf. D 4, Pel talpae D 3, Lycopodium D 4.
Im April 1987 guter, dichter Haarwuchs, Perücke wird abgelegt; es erfolgt erster Haarschnitt (Fotodokument vom April 1987: Abb. 3).
Es folgen weitere Testungen am 7. 7. 87, 5. 11. 87, die im wesentlichen zu den Vortests parallel lagen — immer wieder konnte mit den Nosoden-KuF-Reihen Distemperinum und Morbillinum und jetzt auch vermehrt mit potenzierten Chemotoxinen am Allergie- und Hautgefäß eine Normalisierung der Meßwerte erreicht werden. Der MP All 4 war hierbei immer besonders auffällig. Seit dem Frühjahr 1987 geht der Patient wieder alle 4 bis 6 Wochen zum Friseur und ist von dem alopeziebedingten, auch psychischen Leidensdruck befreit.

Epikrise: Die vergleichende, analytische Wertung der Tests läßt die nachfolgenden Aussagen zu: Das von Dr. *R. Voll* definierte EAV-Regelkreissystem zeigt signifikante, von seiten der Logik und Kausalität faßbare Übereinstimmungen mit dem klinischen Geschehen. Hierbei spielen chronische, fokaltoxische Reaktionen (Tonsillen), viraltoxische und chemotoxische Belastungen, aber auch Nahrungsmittel-Pseudoallergien eine entscheidende Rolle. Durch eine zusätzliche, ausgewogene, homöopathische Begleittherapie und durch den Einsatz entsprechender Organpräparate läßt sich eine tiefgreifende Wirkung erzielen. Der Autor ist überzeugt, daß es zur Zeit keine andere diagnostisch-therapeutische Methode gibt, die in der Lage ist, solche und ähnlich gelagerte Problemfälle mit gutem Erfolg zu lösen.

Dieser Fall wird aber zugleich zum unwiderlegbaren Dokument eines Wirkungsnachweises der EAV-Methode und der dabei verwendeten, potenzierten Arzneimittel. Dieser Fall widerlegt auch jene Kritiker der Schulmedizin, die uns zu desavouieren versuchen, obwohl sie kein oder nur ungenügendes Fach- und Sachwissen der Materia iso- und homöopathica besitzen.

Wenn *Hippokrates* sagt „Der Arzt hat nur eine Aufgabe — zu heilen — und wenn es im gelingt, ist es gleichgültig, auf welchem Wege es ihm gelingt", so meint er damit wohl „wer heilt, hat recht!" Aber es gibt auch keine Heilung um jeden Preis — und *Hippokrates* fügt hinzu „Primum nihil nocere!".

Ärzte, die gelernt haben, mit der EAV lege artis zu arbeiten, praktizieren eine humane, hippokratische Medizin, deren Erfolgsquote sich mit jener der schulgerechten Medizin sehr wohl messen kann.

Die praktische Arbeit

Einleitend sei nochmals daran erinnert, daß ein gemessener Allergie-MP dann als pathologisch zu bewerten ist, wenn sein Meßwert über 82 liegt, in irgendeinem Meßbereich ein Zeigerabfall (ZA) oder eine auffällige Schmerzhaftigkeit auftritt.

Die Diagnose und Behandlung der Nahrungsmittelbelastung bzw. Nahrungsmittelallergie

a) *Diagnose:* Von der Firma Kern-Pharma, Bühl/Baden steht uns ein D 6-Ampullen-Testsatz zur Verfügung. Diese Ampullen sind nicht zur Injektion geeignet, also nur für den qualitativ-diagnostischen Test verwendbar. Über die Firma Staufen-Pharma können aber die meisten injizierbaren Ampullen als Einzelpotenzen bezogen werden. Sie sind, wenn nicht als Potenzreihe (KuF) erhältlich, von D 6 bis D 30 lieferbar. Zur Therapie sollten mindestens 5 bis 10 Ampullen der tiefsten Potenz vorrätig sein. Im übrigen empfehle ich, daß sich jeder EAV-Arzt seinen Testsatz individuell komplettiert. Am Schluß dieser Abhandlung erstelle ich eine Liste über den derzeitigen Stand aller potenzierten Allergene. Ich möchte aber auch darauf hinweisen, daß viele potenzierte Allergene unter den homöopathischen Arzneimitteln zu finden sind.

Die exakteste Arbeitsweise zur qualitativen Allergenanalyse gewährleistet die Einzelüberprüfung jeder einzelnen Testampulle. Dabei muß sowohl rechts wie links der 1. Allergie-MP gemessen werden, während die Ampulle in der Meßwabe steht. Unmittelbar nach dem Entfernen der Ampulle ist nochmals kurz nachzumessen. Eventuell erhält man jetzt erst eine positive Antwort („Nachhall"). Mit einer höheren Potenz als D 6 hätte man dann die positive Antwort früher erhalten. Es ist wichtig, darauf zu achten, daß die als positiv erkannten Ampullen wieder aus der Wabe entfernt werden und der zeitliche Abstand zwischen zwei Messungen nicht zu kurz ist. Ein Abstand von mindestens 10 sec. sollte eingehalten werden, damit sich das EAV-System „erholen" kann. Schließlich ist darauf zu achten, daß bezüglich der Meßempfindlichkeit oft Unterschiede zwischen rechts und links vorkommen. Diese Grundsätze gelten natürlich auch analog für die anderen Allergie-Meßpunkte:

Eine erhebliche Vereinfachung und vor allem Zeitersparnis beim Allergensuchtest gelingt durch die Integration des von *Rasche* und *Morell* entwickelten Sender-Empfänger-Systems in den EAV-Meßkreis.

Noch einfacher und unabhängig von Fremdenenergie arbeitet das von der Firma Pitterling gebaute Modul. Es nimmt die Impulse bzw. die Schwingungen der unter der Fußplatte befindlichen Ampullen auf und sendet diese an das in der Meßwabe steckende Partnermodul über eine Distanz bis zu 2 m. Auf diese Weise können wir ca. 6 Ampullen, die unter der Fußplatte des Senders oder des Moduls Platz haben, hinsichtlich ihrer Allergenität bei „einer" Messung erfassen. Bei einer positiven Reaktion müssen jetzt nur die unter der Fußplatte befindlichen Ampullen einzeln überprüft werden. Allerdings muß bei dieser Technik bedacht werden, daß die im Testkasten nebeneinander liegenden Ampullen ja eine ultraschwache elektromagnetische Schwingung ausstrahlen, die infolge Interferenzerscheinungen zur Löschung von Frequenzen benachbarter Ampullen führt. Somit können positiv reagierende Substanzen beim ersten Durchgang mit dem Senderprinzip übersehen werden. In der Tat finden sich beim zweiten Durchgang mit dem Modul fast immer noch zwei bis drei Stoffe, die beim ersten Durchgang nicht erfaßt wurden. Aus diesem Grund dürfen die als positiv ermittelten Ampullen während des Suchtests nach ihrer Registrierung nicht in den Testkasten zurückgelegt werden. Erst am Ende des Testablaufs werden alle aus dem Testsatz entfernten „positiven" Ampullen auf die Meßwabe gestellt, um jetzt die von der Nahrungsmittelbelastung betroffenen Organsysteme wie z. B. Darm oder Haut quasi als „Feinabstimmung" auszugleichen.

Selbstverständlich kann die Arbeitsweise mit Sender oder Modul grundsätzlich analog auf das ganze EAV-System angewandt werden.

b) Therapie: Als erste therapeutische Maßnahme müssen die qualitativ registrierten Nahrungsmittel strikt aus der Nahrung weggelassen werden. Die Patienten sind vor allem dahingehend zu informieren, daß auch nur kleine Mengen zum Rückfall führen können, bzw. daß hier das „Alles-oder-Nichts"-Prinzip gilt. Die oben erwähnte Feinabstimmung der allergisch erkrankten Organsysteme erfolgt unter Einsatz der homöopathischen Begleittherapie, wobei unter dem ganzheitlichen Aspekt die personotrope Hochpotenz ebenso wichtig ist wie die permanente Gabe eines „homöopathischen Antiallergikums" und der organotropen Tiefpotenzen. Natürlich müssen die entsprechenden Nosoden wie z. B. chron. Colitis, M. Crohn oder Ekzema madidans, bakterielle und virale Nosoden und dgl. mehr und auch die degenerativen oder entzündlichen Potenzen der vorhandenen Organpräparate hinzugemessen werden. Es sei an dieser Stelle daran erinnert, daß gelegentlich auch chronische Blasenbeschwerden auf ein Nahrungsmittel-Allergen zurückzuführen sind!

Als unerläßliche, unterstützende Maßnahme müssen auch nicht unmittelbar betroffene, belastete Systeme nach den Regeln der EAV ausgetestet werden. Das gilt vor allem für die Regelkreise Leber, Gallenblase, Milz/Pankreas, Niere, Blase und — ganz wichtig — für ein eventuell gleichzeitig vorhandenes Herdgeschehen, welches zu einer Blockade der ergriffenen Therapie führen würde.

Bei einer nahrungsmittelbedingten Erkrankung kann man sich fürs erste mit den bisher aufgeführten Maßnahmen begnügen und den Verlauf der Injektionsserie abwarten. In der Regel sind bei der Nahrungsmittel-Allergie auch Nachteste erforderlich, bei denen am Patienten vor allem nach jetzt noch übriggebliebenen Nahrungsmittel-Allergenen gesucht wird, die dann nach den Regeln der EAV getestet und in ansteigender Potenzierung injiziert werden. Ich habe mir bei meiner Arbeitsweise in schwierigen, allergischen Krankheitsprozessen angewöhnt, schon beim ersten Test jene Nahrungsmittel-Allergene, die der Patient bereits häufig und gern gegessen hat, mitzuinjizieren.

Abschließend weise ich darauf hin, daß wir gar nicht selten an den Allergie-MP 1-3 Pilznosoden unterbringen können. Allerdings werden diese dann auch in noch stärkerem Maße an den MP der befallenen Organe, z. B. Lunge, Darm oder Urogenitale zum Ausgleich benötigt.

Die Diagnose und Behandlung der durch inhalative Allergene verursachten Erkrankungen

Im wesentlichen begegnen uns hier die weit verbreiteten Erkrankungen der oberen Luftwege und der Schleimhäute im Kopfbereich. Heuschnupfen und saisonales Asthma stehen an erster Stelle. Das breite Spektrum der Pollen und Stäube ist aus der am Schluß aufgelisteten Übersicht inhalativer Allergene zu ersehen. Die Diagnostik ist relativ einfach und erfolgt hier streng nach dem *Isopathie*-Prinzip, d. h. das inhalative Allergen ist als kausale Nosode anzusehen. In erster Linie haben wir es mit Pollen und Hausstaub und Hausstaubmilben zu tun; doch ist auch hierbei für eine erfolgreiche Therapie das komplette Erfassen der möglichen Allergene notwendig. Eventuell muß z. B. deshalb der individuelle, heimische Hausstaub eines Patienten von der Staufen-Pharma potenziert werden. Im Gegensatz zu alimentären Allergenen haben wir jetzt keine Möglichkeit des Weglassens. Pollen und Staub sind immer vorhanden. Lediglich Tierhaar- bzw. -epithel-Allergien kann man in der Regel aus dem Wege gehen. Es ist verständlich, daß sich eine EAV-Therapie jetzt anders gestaltet. Die Allergene müssen wiederum einzeln ausgetestet werden, und zwar muß unbedingt ermittelt werden, wieviele Ampullen der tiefstmöglichen vorhandenen Potenz nicht nur am Allergiegefäß, sondern auch am erkrankten Organ z. B. der Lunge, den NNH, der Nase, der Konjunktiva usw. zum Ausgleich erforderlich sind. Die Gesamtzahl der Ampullen ist in der ersten Injektion zu verabreichen. In der nächstfolgenden Injektion ist dann eine Ampulle (der gleichen Potenz) weniger enthalten usw. Wenn wir z. B. 6 Ampullen D 3 zum Ausgleich ausgetestet haben, kämen in die 2. Spritze 5 Ampullen D 3, in die 3. Spritze 4 Ampullen D 3 usw., bis nur noch 1 Ampulle D 3 enthalten ist; eventuell läßt man noch 1- bis 2mal die D 3 weiterlaufen. Die sich anschließenden Injektionen haben zum Ziel, die potenzierten Allergene langsam ansteigen zu lassen. Die Ampullenfolge wäre in unserem Beispiel D 4:2-1-1-1 Amp., dann D 6:2-1-1-1 Amp. usw. Entsprechend verfahren wir natürlich auch bei mehrfach getesteten Ampullen einer anderen Potenzstufe. Die Injektionsabstände sind kurz zu halten, d. h. alle 4 bis 5 Tage.

Es ist aber zu bedenken, daß durch den permanenten Allergenkontakt dieses Schema nicht starr anwendbar ist. Das obige Therapieschema ist quasi eine Notlösung für den zu weit entfernt wohnenden Patienten. Viel besser und zu rascherem Erfolg führend sind kurze, kontrollierende Zwischentests, die in Abhängigkeit von der Heftigkeit der Symptomatik anberaumt werden.

Am gemessenen Anstieg der allergenen Potenzen ist das Ausleiten des Allergens erkennbar. In der Regel reduziert sich parallel dazu die Symptomatik der Krankheit. Eine erfolgreiche Therapie der durch inhalative Allergene verursachten Krankheiten ist aber auch nur möglich, wenn die sekundären Begleitursachen mitbehandelt werden. Diese Sekundärproblematik ist manchmal durch die Vielfalt der viralen und bakteriellen Belastungen ein unlösbares Hindernis. Ebenfalls schwierig ist der Erfolg zu erreichen, wenn schon mehrere Jahre zuvor mit suppressiver Therapie behandelt wurde.

Von besonderer Bedeutung bei den Pollinosen ist eine präsaisonale Vorbehandlung. Eventuell wurden noch im pollenfreien Spätherbst im EAV-Test die Restwirkungen der zurückliegenden Pollensaison erfaßt und bis Anfang Januar verabreicht. Die präsaisonale Vorbehandlung sollte im Januar beginnen. Wir testen Hochpotenzen von Acid. formicicum oder Formica rufa oder Acid. formicicum ex animale und injizieren in größeren Abständen — die D 200 wird alle 4 Wochen, die D 30 alle 14 Tage verabreicht. Parallel dazu geben wir abends 5 Trpf. Pollen LM VI oder LM XII oder LM XVIII (Fa. Arcana). Durch dieses Vorgehen läuft die bevorstehende Pollinose meist schon viel milder ab, und die jetzt erfolgende, gezielte EAV-Therapie zeigt eine hohe Effizienz.

Am Ende dieser Abhandlung wird eine Auflistung der allergenen Substanzen erfolgen. Wegen der enormen Vielfalt der potentiellen, allergenen Substanzen kann eine solche Aufstellung keinen Anspruch auf Vollständigkeit erheben. Außerdem kommen stets neue dazu! Die Einbindung in Umfeldgruppen wie Nahrungsmittel-, Arzneimittel-, gewerbliche Allergene, Seren oder tierische Allergene ist nur cum grano salis möglich, da sich hierbei ständig Gebietsüberschneidun-

gen ergeben. So bedarf es von seiten des Testers einer regen Kombinationsfähigkeit. Eine subtile, gezielte Anamnese ist dabei von entscheidender Hilfe.
Zu einigen Gruppen sollen noch einige Bemerkungen erfolgen:

Besondere Allergene

Die Chemotoxine bilden ein breites Spektrum. Die Fa. Staufen-Pharma hat sie uns aufgelistet unter den Rubriken P, Q, R und zum Teil unter Sto (z. B. Acid. nitric., Pflanzenfette, die Stoffe der intestinalen Autointoxikation Indol, Scatol, Indikan, Thioäther, Mercaptan, Acid. carbolicum, Tryptophan), ferner unter ZW. Auch unter den Sdf und vor allem unter HM sind noch viele potentielle chemische Allergene zu finden (Mercur, Plumbum, Cadmium usw.).
Diese Stoffe sind eher unter dem erweiterten Allergiebegriff der Inkompatibilität einzureihen und werden oft am Allergiegefäß zum vollständigen Ausgleich benötigt. Wir testen sie aber in erster Linie an den Meßpunkten, die zum Vegetativum in Beziehung stehen. Die intestinale Autointoxikation wird mit gutem Erfolg an den MP des Pankreas ausgetestet. Die besten homöopathischen Begleitmittel sind dabei Asa foetida (D 3) oder Carbo vegetabilis (D 6 - D 12).
In zunehmendem Maße müssen wir uns mit dem Formenkreis der Mykose auseinandersetzen. Pilze sind ebenfalls potentielle Allergene. Wir finden ihre Nosoden an den Organen der Pilzbesiedlung, z. B. NNH, Lunge, Darm, Urogenitale und Haut. Im Fall der Allergenität werden gleichzeitig die Meßwerte des Allergiegefäßes ausgeglichen. Die wichtigsten, homöopathischen Begleitmittel bei Mykosen sind Borax, Silicea, Acid. hydrofluoricum und Graphites. Langzeittherapie ist dabei unerläßlich.
Besonderes Augenmerk ist auf die körpereigenen, allergenen Substanzen zu richten. An erster Stelle seien hier Histamin, Histidin, Acetylcholinchlorid, Pepton, Glycocol und Acid. asparagicum genannt. Auch andere Produkte des intermediären Stoffwechsels können inkompatible Eigenschaften bis hin zur Kanzerogenität entwickeln.
Im Verlauf einer Testserie, vor allem wenn die auslösenden Ursachen einer allergischen Erkrankung nicht erkannt werden, können wir mit diesen obigen „Sto"-Präparaten arbeiten. Die Gabe von potenziertem Histamin und Histidin ist jedoch sehr behutsam einzusetzen, da nach der Injektion der vorhandenen Tiefpotenzen, vor allem, wenn mehrere Ampullen ausgetestet wurden, schockartige Kreislaufreaktionen auftreten können (Eigenbeobachtung).

Homöotherapie des allergischen Formenkreises

Für eine erfolgreiche EAV-Arbeit ist es wichtig, die Gedankengänge der Iso- und Homöopathie *messend* nachzuvollziehen. Ein im Testgang der EAV „nicht passendes" Mittel wird nicht eingesetzt, auch wenn alle Überlegungen für dieses Mittel gesprochen hätten. Die EAV gewährleistet differential-therapeutische Sicherheit.

Für die praktische Arbeit empfiehlt es sich, die vorhandenen Fertigsuchtestsätze nach seinen eigenen Vorstellungen unter isopathischem Aspekt ergänzend auszubauen.

Wie eingangs schon erwähnt, gewährleisten die potenzierten Stoffe ein optimales Arbeiten. Beim Fehlen potenzierter Stoffe ist ein Ausweichen auf das Naturprodukt möglich. Nahrungsmittel können zur Diagnostik im Frischzustand eingesetzt werden, oder sie werden bei 37° C getrocknet und dann in bleifreien Glasröhrchen zu Testzwecken aufbewahrt. Bencard-Allergenextrakte sind als Naturprodukt zu werten.

Die Ursache für eventuelle Schwierigkeiten beim Ausheilen einer allergischen Erkrankung ist in der Vielfalt der in Frage kommenden Möglichkeiten zu sehen. Es gibt keine Patentrezepte, und es bedarf einmal mehr der Improvisations- und Kombinationsgabe, der Intuition und nicht zuletzt eines Quentchen Glücks. Eine wesentliche Hilfe gibt uns aber auch eine adäquate, EAV-gemessene Homöotherapie, die beim allergischen Formenkreis vor allem auch als homöopathische Differentialtherapie der erkrankten Organe bzw. — aus der Sicht der EAV — der betroffenen Funktions- oder Regelkreise zu verstehen ist. So begreifen wir, daß es keine spezifische Homöotherapie der Allergie gibt. In der reichlich vorhandenen homöopathischen Literatur finden wir nur spärliche Angaben. Wir sind somit auf die kollegiale und persönliche Erfahrung und auf die bekannten, bewährten Indikationen (BI) angewiesen.

Zu Beginn der Behandlung teste ich eine der Diathese oder Konstitution entsprechende, möglichst hohe Arzneimittel-Potenz aus. Ein solches Simile ist in seiner Persono- und Funktiotropie immer auch optimales Allergiespezifikum.

Die Homöodiagnose und -therapie fragt grundsätzlich nicht nach der auslösenden Ursache, sondern nach den vorhandenen Symptomen und Modalitäten, die unter einem Simile vereint werden. Brennen die Augen mit wäßrigem Tränenfluß, so ist unser erstes Arzneimittel *Cepa allium D 3.* Es ist dabei unwesentlich, ob ein Schnupfenvirus, der Hausstaub oder die Pollinose Verursacher sind.

Das allergieätiologische, homöopathische Arzneimittel wäre evtl. *Aralia racemosa, Euphorbium* oder *Euphrasia.* Eines oder zwei dieser homöopathischen Arzneimittel könnte als orale, permanente Begleittherapie zu den injizierten Hausstaub- oder Pollen-Ampullen verabreicht werden, z. B. Cepa D 3, 3 x 5 Tropfen im Wechsel mit Aralia D 2, 3 x 5 Tropfen (oder Cepa D 3, Aralia D 2 aa 3 x 10 Tropfen) oder zusätzlich Euphrasia-Augentropfen.

Es gibt eine Reihe homöopathischer Arzneimittel, denen bis zu einem gewissen Grad eine antiallergische Spezifität zugesprochen wird. Auf sie soll im folgenden in kurzer Form näher eingegangen werden. Die Reihenfolge der besprochenen Arzneimittel entspricht in etwa der Wertigkeit ihrer Bedeutung.

Formica Rufa (rote Waldameise) oder **Acidum formicicum** (synthtetische Ameisensäure) oder **Formidium** (Acid. formic. ex Animale) sind bei Allergie erstrangige Arzneimittel. Das Arzneimittelbild dieser drei verschiedenen, eng verwandten Substanzen ist in etwa gleich — es liebt die Wärme und die Sonne, ist in der ersten Phase fleißig und froh, wird dann aber erschöpft, fröstelnd, mürrisch, nach-

tragend und lehnt Trost ab. Es ist ein Polychrest (= mehrmiasmisches Mittel) und großes Umstimmungsmittel mit dem Leitbegriff „allergisch-rheumatisch-neuralgisch". Typisch sind Empfindungen wie Ameisenlaufen bzw. -kribbeln, Taubheitsgefühl bis zur Parästhesie.
Allgemeine Wirkungsrichtung: Haut und Schleimhäute, Gelenke. Es ist per os kaum wirksam; deshalb soll es immer injiziert werden (i. v. oder s. c.), Potenzen D 200 alle 4 Wochen, D 30 alle 14 Tage und D 6 bis D 12 in kurzen Abständen.

B. I.: Allergie, vor allem Heuschnupfen, Asthma bronchiale, chronisches Ekzem, Neurodermitis, chronische Arthritis — Arthrose.

Besondere Indikation

1. Vorbehandlung der Pollinose (n. *M. Dorcsi*) 2 bis 3 Monate vor dem Pollenflug nach obigem Schema D 30 oder D 200 s. c. injizieren, dazu abends vor dem Schlafengehen 5 Tropfen Pollen LM VI (oder LM XII oder LM XVIII) sublingual bis zur Pollen-Exposition.
2. Ebenso kann die Therapie des chronischen Ekzems versucht werden, hier in oraler Kombination mit Sulfur oder Mezereum oder Antimonium crudum (mit Darmstörung).

Arsenicum album, ein destruktives Arzneimittel, ein „Brenner", ausgesprochen pedantisch, nörgelnd, überkorrekt in Kleidung und Wesen, rascher Kräfteverfall mit Unruhe und großer Angst bis zur Todesangst, schlaflos, allgemeine Verschlimmerung nach Mitternacht; großer Durst — trinkt aber nur häufig kleine Schlucke; Kachexie, Facies hippocratica; Periodizität der Erscheinungen (ca. 14tägig), Diarrhö, Husten und Atemnot beim Sichhinlegen, schreckliche Träume. Wirkungsrichtungen: Nerven, endokrine Drüsen, Haut, Magen, Darm, Nieren.

B. I.: Allergien, Hyperthyreose, Fisch- und Fleischvergiftung, (nässende) Dermatosen, CA; ein Arzneimittel am Ende des Lebens bzw. einer tödlichen Krankheit (homöopathische Sterbehilfe), nächtliches Asthma etc.; Potenzen D 6 bis D 12, D 30.

Antimonium crudum
„Schwarzer Spießglanz"; dieses lithämische, rheumatisch-gichtige Arzneimittel hat neben seiner breiten Palette bewährter Indikationen einige besonders auffällige Symptome: die porzellanweiße Zunge mit Magen-Darm-Syndromen; Freßlust wechselt mit Widerwillen gegen viele Speisen; Wechsel zwischen Verstopfung und Diarrhö; große Beziehung besteht zur Haut: *erstes* Impetigo-Mittel; „Wund um die Schnut herum"; Mundwinkel- und Nasenöffnungen-Rhagaden; verunstaltete Nägel, Fußsohlenschwielen.
Geistig-seelisch ein gereizter, grantiger, mürrisch-übellaunig-widerspenstiger Griesgram mit jammervoller Stimmung, aber auch exaltierter Stimmung, „exstatische Liebe" vor allem bei Mondschein; will nicht angesehen, angesprochen oder berührt werden (Kinder!) und lehnt Trost ab; zänkische Träume; Potenzen zwischen D 4 und D 200.

B. I.: Allergie und fast alle Haut-Schleimhaut-Darm-Affektionen.

Ein in vielem ähnliches Arzneimittel ist **Antimonium tartaricum** (oder *Tartarus emeticus* Brechweinstein). Es hat besondere Beziehung zur Lunge und den oberen Luftwegen, ist ebenfalls ein lithämisches, rheumatisch-gichtiges Arzneimittel mit besonders guter Wirkung auf LWS-Syndrome. Im Geist-Seele-Bereich ist es dem Antimonium crudum sehr ähnlich. Großes Verlangen nach Bier und Saurem, welches dann nicht vertragen wird. Übelkeit bis zum Erbrechen (danach Besserung), starkes Schleimrasseln auf der Lunge, ohne abhusten zu können. Auffallend ist die große Schläfrigkeit mit Auffahren bei bestehender Krankheit. — Potenzen meist tief.

B. I.: Allergie, Ischio-Lumbalgie, pulmonale Prozesse (*erstes* Mittel bei Pneumonie mit Hepatisation), pustulöse Hautprozesse.

Apis mellifica (Honigbiene) hat große organotrope Beziehung zu den serösen Häuten und den Schleimhäuten — Meningitis, Pleuritis, Peritonitis, Ascites — aber auch zu den Ovarien, Nieren und Tonsillen; allgemeine Ödemneigung; durstlos, selbst bei Fieber und trockenen Schleimhäuten; unruhige Schläfrigkeit mit Aufschreien und Zähneknirschen (Belladonna); wirkt gut bei Witwen, „feurige Witwe"! Grundlose Eifersucht!

B. I.: Mamma- und Ovarialzyste, Unterlidödeme, Glottisödem, Insektenstiche mit und ohne Allergie, Urtikaria, Erysipel, Insolation etc. Im übrigen ist das Arzneimittelbild durch den brennend-stechenden Schmerz eines Bienenstiches mit der begleitenden Entzündung charakterisiert. Kühlung und Entblößen bessern, Wärme, Druck und Berührung verschlimmern; Potenzen D 4, D 6, D 30.

Das reine Bienengift mit identischem Arzneimittelbild und Indikation ist **Apisinium**. Beide Arzneimittelformen stehen nahe dem Acidum formicicum, Lachesis, Belladonna, Rhus tox. und Urtica urens.

Oxalis acetosella D 3, D 4, ist kein „großes" Arzneimittel der Homöopathie, aber ein hervorragendes, fast immer passendes Arzneimittel bei Nahrungsmittel-Allergien und bei chemotoxischer Belastung. Es dient der Entgiftung über die Leber.

Ononis spinosa D 3 bis D 6 ist ebenfalls in diesem Sinne zu verwenden.

Ein besonders wertvolles Mittel bei Darmaffektion mit und ohne Nahrungsmittel-Allergie ist **Okoubaka** D 2 bis D 4. Es hat ein breites B. I.-Spektrum unter Einschluß aller chemotoxischer und infekttoxischer Belastungen.

Sarsaparilla D 2 bis D 6 (Stechwinde) ist kein großes Arzneimittel. Es handelt sich um meist abgemagerte Menschen, vor allem in der Halsregion; starke Wirkung auf die Haut, aber auch auf das Urogenitale, die Muskeln und Gelenke.

B. I.: Allergie, Kopfschmerz, Knochenhautschmerz, Fissuren im Finger-Zehen-Bereich, pustulo-papulöse Exantheme, Herpes genitale, Alopezie.

Sabadilla D 3 bis D 12 (Läusesamen) hat reichlichen Tränenfluß bei Rhinitis, explosionsartige Nies-Anfälle, Gaumenjucken, Kollapszustände. Das Arzneimittel hat Ähnlichkeit mit Veratrum album. Die Hauptwirkungsrichtung zielt auf ZNS, vegetatives Nervensystem, Haut, Schleimhäute und Magen-Darm-Trakt. Auch hysteriforme Züge mit Globus- und Fadengefühl im Hals bis hin zu Schluckkrämpfen, auch zerebrale Krämpfe, Meningismus, Angst und Unruhe mit „fixen Ideen" werden beobachtet, Anal- und Blasen-Tenesmen. Die Beschwerden haben eine Periodizität und wechseln die Seite.

B. I.: Allergie, Heuschnupfen, myalg.-neuralg. Rheumabeschwerden.

Urtica urens und **Urtica dioica** (Brennessel): ein gichtig-rheumatisches Mittel.

B. I.: Allergie, Urtikaria, wirkt auf Niere, Haut, Mamma; in mittleren Potenzen gute Wirkung bei Galaktorrhö.

Galphimia glauca D 2 bis D 12 (stammt aus Mittelamerika): gutes homöopathisches Antiallergikum, wirkt sehr gut auf den Respirationstrakt, die NNH und Konjunktiven bei Pollinose. Es ist aber ebenso am Magen-Darm-Trakt und bei allergischen Erkrankungen der Haut (Neurodermitis) versuchsweise einzusetzen.

Luffa operculata D 2 bis D 12 wirkt in tiefen Potenzen bei trockenen Schleimhäuten, z. B. Nasen-Rachen-Raum. „Gefühl der trockenen, verstopften Nase"; in höheren Potenzen bewährt bei feuchten Katarrhen.

Aethusa D 2 bis D 6 bis D 12 (Hundspetersilie) ist vor allem ein Arzneimittel des Säuglings, vor allem B. I. bei Kuhmilch-Unverträglichkeit.

Cina D 2 bis D 4 wirkt besonders gut bei Kindern mit „Nabelkoliken" bzw. bei Neurasthenie. Das Arzneimittelbild ähnelt dem der Chamomilla mit seiner Launenhaftigkeit und dem typischen Eigensinn; es hat eine allgemeine Krampfneigung und nächtliches Zähneknirschen.

B. I.: Unverträglichkeit von Muttermilch.

Cardiospermum D 2 bis D 4 (Herzsame) hat eine cortisonähnliche Wirkung und ist neben dem rheumatischen Formenkreis bewährt bei allen allergischen Hauterkrankungen (D 3)!

Berberis vulgaris D 3 bis D 6 ist ein wichtiges Ausleit- und Entgiftungsmittel mit Wirkrichtung auf Niere-Leber-Galle.

Euphorbium wirkt stark auf die Haut und Schleimhäute, vor allem in Kombination mit einem Konstitutionsmittel.

B. I.: alle Katarrhe (Pulmo, Larynx, Nase, Ohr), Blepharitis und Konjunktivitis.

Jodum ist eine B. I. für den allergischen Formenkreis, jedoch in höheren Potenzen (nicht unter D 12).

Cyclamen
B. I. vor allem bei der Rhinitis vasomotorica. Es wirkt besonders gut bei stillen, zierlichen, blassen und traurigen Frauen.

Die bisher in Kurzform besprochenen Arzneimittel werden im EAP-Test relativ oft untergebracht werden können. Dennoch wird ein leistungsfähiges Repertorium vor allem für den über die Routine hinausgehenden schwierigen Fall notwendig sein. Neben dem teuren, ausführlichen *Kent* empfehle ich das Symptomenverzeichnis (Band VI) von *Mathias Dorcsi* und das von *Karl Stauffer*.
Bei der Repertorisation des allergischen Formenkreises werden die spezifischen, morphologischen Aspekte und die groben und feinen, unterschiedlichen Modalitäten von großer Hilfe sein.

TEIL II

Spezielle Homöopathie des allergischen Formenkreises

Spezielle Homöotherapie

Die nun folgenden Abschnitte sollen dem EAV-Arzt eine kurzgefaßte Routinehilfe für eine spezielle Homöotherapie ermöglichen.
Ich beschränke mich dabei auf die hauptsächlich von allergischen Erkrankungen betroffenen Regionen unseres Körpers und werde bezüglich des Arzneimitteleinsatzes den Grundsatz „so allgemein wie möglich, so speziell wie nötig" verfolgen.
Das Hauptangriffsziel allergischer Prozesse sind die verschiedenen Schleimhäute. Als Folge ihrer Reaktionen kommt es zu entsprechenden Absonderungen bzw. Ausscheidungen. Die Modalitäten dieser Ausscheidungen sind richtungsweisend für das zu verwendende homöopathische Arzneimittel. Es spielt dabei keine Rolle, von welcher erkrankten Schleimhaut die Absonderung ausgeht. Deshalb ist eine allgemeine Differential-Therapie der Ausscheidungen zu beachten.
Im wesentlichen sind — modifiziert nach *M. Dorcsi* — die folgenden Modalitäten zu berücksichtigen:

Reichlich oder wenig fließend oder stockend
Dick — zäh — schwerlöslich
Dünn — wäßrig — tropfend — fadenziehend
Schleimig — eitrig — blutig
Wundmachend — ätzend — geschwürsbildend — borkenbildend
Mild — scharf — übelriechend.

Die Mittel im einzelnen:

1. Stockend: Nux vomica D 30 bis D 4
   Luffa D 3, D 4 (Nase)
   Sulfur (Vagina)
   Lachesis (nach Op.)
   Kalium bichrom.

2. Schleimig-mild: Aristolochia D 4
   Pulsatilla D 4
   Kalium sulfuricum D 4 (schon etwas dickschleimiger und nicht mehr so mild)

3. Gelblich-grünlich-eitrig (schleimig):
   Kalium bichromicum D 3, D 4 (zäh, gelb-grün)
   Hydrastis D 4 (schleimig-eitrig-zäh)
   Thuja D 4 (schleimig-zäh-grün)
   Hepar sulf. D 4 (dickschleimig-eitrig)
   Silicea D 12 (dünn)
   Acid. aceticum (zäh, schwerlöslich bei Kraftlosigkeit)

4. a) Wäßrig: Cepa D 3, D 4, D 10
   Arsenicum D 6, D 12

b) Wäßrig-blutig-übelriechend:
        Argentum nitricum D 4
        Acidum nitricum D 4 (schleimig, eitrig, wundmachend)
        Kreosotum D 4

5. Blutung beim Untersuchen (Kontaktblutung, Portio-Erosion):
        Hydrastis D 4
        Kreosotum D 4
        Hamamelis D 3

6. Wundmachend - ätzend:
        Kalium bichromicum (schwerlöslich)
        Mercurius corrosivus
        Hydrastis

7. Übelriechend: Kalium bichromicum D 3, D 4
        Hydrastis D 4
        Sulfur D 4
        Perubalsam D 4

So ergibt sich aus dieser tabellarischen Erörterung z. B. die homöopathische Begleittherapie einer allergisch bedingten Rhinitis bzw. Sinusitis. Die in Frage kommenden Arzneimittel werden an den MP für Nase und Nebenhöhlen im EAV-Meßgang erfaßt.
Es bedarf deshalb für dieses Krankheitsbild auch nur noch der Ergänzungen einiger Arzneimittel der „bewährten Indikation":

Sanguinaria D 4, D 12:	rot, sympathikoton
Jod D 10, D 12:	rot, sympathikoton
Euphrasia D 4:	mild in der Nase, Augen brennend!
Cepa D 3:	eher umgekehrt
Cinnabaris D 4:	subakut-chronisch mit VS (Verschlimmerung) in der Wärme und Druck über der Nasenwurzel und Druck beim Bücken.
Capsicum D 4:	Niesen, brennen, kitzeln, husten, schwitzen, frieren
Sabadilla D 12:	ständiger Niesreiz, „Niesexplosionen" (Harndrang, Blasenbrennen)
Sinapis D 4:	Niesen zum Zerreißen
Naphthalinum D 12:	B. I. beim Mann
Lobelia D 4:	Niesanfälle nachts
Natrium muriat. D 12:	Niesanfälle am Morgen

Jodum D 12 und
Cyclamen D 4 - D 12:   B. I. bei stiller, blasser Frau

Bei der homöopathischen Behandlung der allergischen Konjunktivitis gelten ebenfalls die „Ausscheidungsmodalitäten".

Ergänzungen: Aconitum und Belladonna sind „akute" Mittel,
Pulsatilla hilft oft beim „juckenden Auge".
Euphrasia: Jucken und Brennen (Euphrasia-Augentropfen DHU)
Ipecacuanha: mit Würgreiz
Ranunculus: Jucken, bei Heuschnupfen
Acid. carbolicum: B. I.
Mercurius: Mercurialis Augentropfen (Wala)
Arsenicum D 12: brennend, schmerzend
Alumina D 12: chronisch-trocken, Lidschwere
Cepa: milde Tränen, brennende Nase
Apis: wie Sand (Fremdkörper) im Auge, Unterlidödeme

Die Homöotherapie des allergischen Asthma bronchiale

Wiederum sind die Modalitäten der Ausscheidungen, also des Auswurfs, zu beachten. Wir können hier die Homöotherapie aber auch als Therapie des Hustens mit seinen Modalitäten und als allgemeine Therapie der chronischen Bronchitis verstehen. Daneben gibt es einige asthmaspezifische bzw. gut bewährte, homöopathische Asthmamittel. Wichtig sind einige besondere Modalitäten bzw. Abhängigkeiten von Jahreszeit, Tageszeit, Wetter, Kälte, Trockenheit, Feuchtigkeit, Aufenthalt (Meer, Gebirge) usw. Selbstverständlich sind die AM der Konstitution und Diathese für die erfolgreiche Behandlung des Asthmatikers — wie auch beim Ekzematiker — von entscheidender Bedeutung für den Heilerfolg! Gewisse Unterschiede bestehen auch bei der Behandlung des kindlichen und Erwachsenen-Asthmas!

Die Mittel im einzelnen:

Aconitum D 30:   „Plötzlich", Angst, Unruhe, Folge von Kälte, Wind und Schreck. Zu Beginn des Anfalls geben!

Ambra D 3:   nach Aufregung, „nervöses Asthma".

Arsenicum D 30:   Motorische Unruhe und Angst bei Atemnot — „im Status" (10 Glob. in Glas Wasser in kleinen Schlückchen trinken); Verschlimmerung nach Mitternacht, muß sich aufsetzen!

Tartarus emet. D 4:	bei Auswurf; Patient ist erschöpft, blaß, kalt, Übelkeit, Schleimrasseln
Ipecacuanha D 4:	„rot", Husten bis zum Würgen
Argent. nitric. D 12:	Asthma bei bzw. mit Aufregung und Unruhe; Folge von Erwartungsängsten (Gelsemium)

Gute Folgemittel — jeweils 4 Wochen lang geben:
Mephitis putor. D 4, D 6
Acid. succinicum D 3, D 4
Moschus D 4

Mittel des Bronchospasmus

1. Cuprum met. D 12 bis D 200
2. Cuprum acetic. D 12 bis D 30
3. Aralia racemosa D 2 bis D 4

Belladonna:	kräftiger, vollblütiger, dampfend-heißer Patient
Lobelia D 2 bis D 4:	beim Asthmaanfall gleich bei den ersten Anzeichen! Ausgeprägte Schwäche
Stramonium:	(Kind) Nacht- u. Dunkel-Angst, „heftiges Wesen", Panikzustand, Hydrophobie, Erstickungsanfälle
Ignatia:	nervöses Asthma mit „seufzendem Inspirium"

Caladium seguinum D 2 bis D 3:
    Asthma vikariiert mit Ekzem

Pulsatilla

China, Acid. phosphor., Abrotanum, Natrium muriat. (D 200):
    Angst und Schwäche

Stannum met.:	Leere in der Brust, Asthma-Anfälle kommen und gehen allmählich!

Konstitutionelle und miasmische Aspekte

    Asthma ist vorwiegend eine lithämische Krankheit!

Natrium sulfuric. D 200:
    ist oft B. I. für die Ausheilung! und mit

Medorrhinum D 200

Aranea

Thuja:	(gedunsen, blaß, dick) und

Teucrium:	(Herbst-, Winter-Mittel, chron. Nasen- u. Rachenkatarrh) auch bei der sog. hydrogenoiden Konstitution (deutliche Empfindlichkeit gegenüber Feuchtigkeit, Nässe, Nebel) zu geben!
Ferrum metallic.:	bei grazilen Patienten

Arzneimittel unter dem Aspekt Husten

Coccus cacti D 4:	ein Lungendränagemittel, Abhusten erschwert, Schleim zäh und fadenziehend
Corallium rubrum D 4:	„Erwürgen", „Ersticken", „Maschinengewehrhusten"
Drosera D 4, D 6:	trockener, spast. Husten mit VS beim Niederlegen u. nachts
Rumex crisp. D 4:	VS nachts und im Liegen, stets Kitzelhusten
Spongia D 4:	heiserer, trockener Husten; B. I. nach Aconitum beim Pseudokrupp, VS nachts, im Liegen
Senega D 3:	trockener Altershusten, eng und wund auf der Brust, zäher Schleim, Abhusten sehr mühsam
Bromum:	trockener, quälender Erstickungshusten mit nervöser Komponente
Hyoscyamus D 3:	„homöopath. Codein", Krampfhusten beim Niederlegen, Kitzelhusten, Unruhe, Hydrophobie
Grindelia D 4:	Eintreten d. Atembeschwerden beim Einschlafen, schwerlösliches Sekret, B. I. asthmoide Bronchitis
Sticta pulmonaria D 3:	sog. Bifurkationshusten, trockener, kruppartiger Husten, VS kalte Luft

Homöotherapie allergischer Hauterkrankungen

In erster Linie befassen wir uns hier mit den ekzematösen Erscheinungen der Haut. Dazu gehören auch die akute Dermatitis, die Neurodermitis und die Urtikaria. Gerade bei diesem Formenkreis ist der Einsatz des Konstitutionsmittels und des Mittels der Diathese von besonderer Wichtigkeit für eine erfolgreiche Behandlung. Auch müssen wir bedenken, daß bei einem Ausschlag der Haut ja etwas über die Haut „heraus" will, so daß wir die anderen Entgiftungs- und Ausscheidungsorgane wie Niere und Leber entsprechend homöopathisch stützen müssen. Selbstverständlich ist auch die Sanierung des Darms von vorrangiger Wichtigkeit.

Besonderer Beachtung bedürfen auch die Modalitäten der Hauterscheinungen, wie z. B. trocken, nässend, blasenbildend, schuppend oder borkig, mehr juckend oder mehr brennnend. Der Juckreiz wiederum weist vielfältige Modalitäten auf. Die Verschlimmerung, die verschiedenen Lokalisationen sind ebenso wichtig.

Für den EAV-Arzt soll im folgenden eine tabellarische Übersicht der AM erstellt werden. Die wesentlichen Elemente des AMB sind dabei auf einen Blick zu überschauen. Wenn auch durch den EAV-Arbeitsgang helfende homöopathische AM meßbar ermittelt werden können, so ist es gerade bei den Hauterkrankungen von entscheidender Bedeutung für den anhaltenden Heilerfolg, das *richtige* AM auszuwählen. Der testende Arzt wird erleben, daß von den verschiedenen, hautwirksamen AM mehrere in der Lage sind, unsere MP-Systeme auszugleichen. Das ist auch verständlich, sind doch bei der Vielfalt der Hautsymptomatik bald in jedem AM einige Symptomgemeinsamkeiten enthalten. Es ist deshalb erforderlich, das homöopathische Denken, das homöopathische Kombinieren bzw. Repertorisieren in den Testablauf einfließen zu lassen. Das Optimum ist das Similimum — ein allgemein gültiger Grundsatz!

Natürlich müssen wir auch die sog. „Antiallergika" der Homöopathie einsetzen, wie z. B. Acidum formicum, Sarsaparilla, Urtica, Galphinia usw.

Die folgende tabellarische Übersicht ermöglicht eine rasche Orientierung und dient der erleichterten AM-Findung.

Zeichenerklärung:

B.I.	=	Bewährte Indikation
B	=	Besserung
VS	=	Verschlimmerung
F.v.	=	Folge von
V	=	Verlangen
UV	=	Unverträglichkeit
W	=	Wirkung, Wirkungsrichtung

	Klinische Symptome		Psyche	Modalität	Leit- und Schlüssel-Symptome
	Lokal (Haut)	Allgemein			
Acid. hydrofluoric. D 6 - D 12 D 30 destruktiv	Trocken bis rauh, rissig, welk, zerfallend mit argen Fissuren, Gehörgangsekzem (Capsicum), Elastizitätsverlust der Haut	Stinkende Geschwüre Dekubitus Lichtdermatosen Erythrodermie	1. Phase Sanguinisch, Gedankenreichtum, Temperament frohe-euphorisch am Morgen, abends depressiv 2. Phase grantig-zornig-traurig „alles ist schlecht,,: Konzentration, Gedächtnis, Arbeitsverlust, Versager	B.I. im Sommer venöse Stase, Varikosis VS: Sonnenhitze, starke Wärme	UV von Sonne, geht dieser aus dem Weg, „Morgenmensch"
Acid. nitricum D 4 - D 12 D 30 destruktiv	Ärgste Fissuren und Rhagaden bei „destruktiver Diathese" am Übergang von Haut zu Schleimhaut. Lokal: Anus Mundwinkel Furunkulose Ätzende und stinkende Sekrete	Neigung zu Ulzera, Bläschen- und Fistelbildung, Warzen, Papillome	Gereizt, schwierig, verhärtet, rachsüchtig, bösartig, empfindlich (Schmerz, Berührung, Erschütterung, Lärm und Geräusche)	B: Fahren VS: Abends, nachts, Bettwärme, extreme Temperaturen (Kälte u. Wärme), heißes Wetter	Splitterempfindung, Splitterschmerz Kopfschmerz hinter den Augen, Nägelknabbern, übelriechende Fuß- und Achselschweiße

	Klinische Symptome		Psyche	Modalität	Leit- und Schlüssel-Symptome
	Lokal (Haut)	Allgemein			
Alumina D 6 - D 200 destruktiv	Trocken, spröde, rauh, rissig, Schrunden u. Rhagaden, blutend, Analpruritus, schorfige Nasenlöcher, Hautjucken-VS Bettwärme	Abnorme Eßgelüste, Heiserkeit am Morgen, Stuhl hart, knotig, ohne Drang	Müde-matt-depressiv-einsam-ungeduldig mit sich, dem Arzt und der Krankheit. Alles geht viel zu langsam, abartig. Verlangen nach Unverdaulichem (Kaffee, Tee, Salz, Kreide, Holzkohle)	B.I.M. *Alzheimer*, VS: Lähmungen B: frische Luft, Feuchtigkeit, abends, sich waschen VS: beim Erwachen, Bettwärme, Kartoffelessen	Verträgt und mag keine Kartoffeln, „als ob Spinnweben im Gesicht wären", alles ist entsetzlich *trocken*: Haut und Schleimhäute und Psyche. Typ: dürr-trocken-blaß-traurig-gealtert.
Antimon. crudum D 6 - D 200 lithämisch	Ekzem trocken, Risse, Rhagaden, Schrunden, auch impetiginös, „Wund um Mund und Nas herum", verunstaltete Nägel	Wichtiges Impetigomittel, Magen-Darm-Katarrhe, „Vielesser", Durchfall und Verstopfung wechseln miteinander ab	Mürrisch-verdrießlicher Griesgram; sexuell-sentimental bei Mondschein, „zurückgeblieben", jammervoll-störrisch, kein Widerspruch, widerspenstig, traurig, lebensüberdrüssig	B: frische Luft, Ruhe VS: F.v. über- und durcheinanderessen. Saure Speisen, kaltes Bad u. kalte Umschläge, Eintritt in warme Räume, Hitze, Sonne, Feuerstrahl	Typ: dick-pastös-gedunsen, möchte *nicht* berührt, getröstet, nicht einmal angesehen werden. Porzellanweiße, dick belegte Zunge, Hautschwielen, Nagelwachstumsstörungen, will allein sein, „introvertiert", exaltierte Stimmung, Reizbarkeit.
Argent. nitricum D 2, D 12, D 30, D 200 LM lithämisch	Destruktive Hauterkrankung; vor allem als Mittel der Diathese und Konstitution; Stechen und Jucken; Kratzen bessert nicht	Rote, schmerzende Zungenspitze, zittrige Schwäche, Meteorismus, *stechender* Schmerz. Charakter: Minderwertigkeitskomplexe; Lieblingsfarbe *schwarz*, „frühe Bindung"	„Erwartungsangst" vor Prüfung (mit Stuhldrang), kein Selbstvertrauen, Neurotiker, Zeit vergeht zu langsam; menschen*scheu*, immer hastig, ängstlich, Furcht vor Mißerfolg	B: frische Luft VS: Süß essen, jegliche Wärme, Gemütserregungen V: Süß-Diarrhö, Luftaufstoßen UV: Berührung	„Schwindel beim Anblick hoher Häuser", Träume von Schlangen und vom Herunterfallen, Drang zum schnellen Gehen, Splitterschmerz (-Gefühl — Kehlkopf), Todes- und „Vorahnungen", Angst vor der Zukunft, Todesangst, Angst über hohe Brücken zu gehen

Mittel	Symptome	Gemüt	Modalitäten
Anacardium orient. D 6 - D 12 D 30, D 200 LM destruktiv	*Heftiges Jucken* und Brennen, Bläschen-Pusteln-Quaddeln; Exantheme, Erysipel, Urtikaria mit gelblicher Absonderung; neigt zu heftig juckenden Ekzemen, dabei sehr gereizt.	Gedächtnisverlust alter Leute, „gelähmtes Rektum", Mangel an Selbstvertrauen, Hungerkopfschmerz, B. durch Essen, Wadenkrämpfe, „blaue Augenringe", kein Vertrauen zu sich selbst und gegen andere	Aggressiv, schwört, flucht, schreit, „vergißt seinen Namen u. Anstand", arbeitsscheu, Gefühl, als habe er zwei Willen, (ge- und verbietend), Neigung zu Gewalt und Grausamkeit, launisch-reizbar-bösartig-ängstlich-bekümmert-keine Moral	Periodizität — Pflock- oder Knollenempfindung. Druck wie von einem Reifen um Körperteile, Nüchtern-Schmerz. B. durch Essen (aller Beschwerden), leicht beleidigt
Aristolochia D 3, D 12, D 30, D 200 LM lymphatisch	Pickel, Ekzem, Akne, i. d. Menarche und Klimax in Abhängigkeit von hormonellen Einflüssen, Bindegewebsschwäche — „Ptose"	3phasiges AMB: 1. vornehmes Stadtmädchen, anziehend, liebesbedürftig ohne besondere Neigung zum Mann 2. nervös, störrisch, sich zierend, fad, eifersüchtig 3. hypochondrisch, traurig, schluckt Kummer und reichlich Essen herunter — dick und Hauterscheinungen	1. lieb und nett 2. reizbar, aggressiv 3. traurig, aggressiv	B: eintretende Sektretion bzw. Mens — Hochgewachsenes, gelenkiges, elegantes, Stadtmädchen, kalte „Froschhände (und -füße)", kann keine Witze erzählen
Arsenic. album D 6 - D 200 destruktiv rechts	*Brennende* u. juckende Erscheinungen (Ekzem) Haut: trocken, kühl, schuppend, weniger Bläschen und Pusteln, auch nässend, Chronizität. Wie Feuer brennende Ulzera u. Karfunkel. B.l. „Hautwassersucht" mit blaß-wachs oder erdfarbener, kalter, trockener, blauer „Pergamenthaut", Haut schält sich in großen Schuppen. Kalter Brand (= schwarze Stellen)	Rascher Kräfteverfall — (Tu-) Kachexie, dabei große Unruhe; nach kurzer Anstrengung große Erschöpfung (schlaf- u. kraftlos). Ein Mittel am Ende des Lebens (homöopath. Sterbehilfe). Verminderte Vitalität; „Adynamie", Asthma d. Nacht, Paediatrische und Diarrhö (Fleischvergiftung): wäßrig, schwarz-blutend, furchtbar stinkend	Ordnungsliebender Pedant, asthen. Typ, große körperl. und geistige Unruhe, Todesangst, „Besorgnis, es gehe zum Sterben", er sei unheilbar krank, *Angst, alleingelassen zu werden*, verlangt von einer Stelle zur anderen gebracht zu werden, wenn er es nicht selbst tun kann	Periodizität (2 Wochen) B: Wärme, Hitze, frische Luft, Bewegung, warme Getränke, Hochlage des Kopfes, beim Aufsetzen VS: beim Liegen, nachts, vor allem *nach* Mitternacht, feucht-nasses Wetter, Kälte, Übelkeit, VS bei Anblick oder Geruch von Speisen V: Kaffee, saure Getränke — *Großer Durst, trinkt aber oft nur kleine Schlucke*, großer „Brenner", kann im Sitzen schlafen, Ordnungsfanatiker, dem man nichts recht machen kann. Grausig-schreckliche Träume

	Klinische Symptome		Psyche	Modalität	Leit- und Schlüssel-Symptome
	Lokal (Haut)	Allgemein			
Arsenic. jodat. D 4, D 6 - D 12	Brennendes, nässendes Ekzem, übelriechend, Kopfhaut, Lichenifizierte Exantheme, Rosacea, Lupus	Harte Lymphdrüsen mit und ohne Schmerzen. B.I. (Lungen-Tbc), Asthma, appetitanregend, Psoriasis, Haut-Ca, Mammaknoten (Mastopathia cyst.), Lidrandentzündungen; HWS-Syndrom links, trockener Husten, Knochenprozeß	AMB ähnlich Arsenicum	B: Wärme, frische Luft VS: „nach Mitternacht", Kälte, körperl. Anstrengung, extreme Temperatur, Bewegung, feucht-warm B.I. Arteriosklerose, chron. Diarrhö	Schwäche, Kachexie, Lymphdrüsenprozesse, gutes „Resorptionsmittel" (NNH, Pulmo)
Cardiospermum D 2 - D 6	Allerg. Diathese mit Hauterkrankungen:-Neurodermitis Pruritus Urtikaria	B.I. rheumat. Formenkreis „Cortisonähnlichkeit"			
Cantharis destruktiv	Blasenbildung mit starkem Jucken und Brennen, Rötung, Schwellung, Pusteln, „vesikulöse Ekzeme". B.I.Pemphigus Erysipel Verbrennungen Dermatitis Herpes genitalis Ulzera	*Heftiges Brennen:* Blase, Harnröhre, After (nach Durchfall), Rachen etc. B.I. Pleuritis Perikarditis ruhrartige Diarhö starke Tenesmen Priapismus	Ruhelos, wütend, schlägt um sich, kann sich nicht konzentrieren	B: Umhergehen VS: Wasserlassen, *Trinken*, Schreck, Erregung, Wollust, Erektion	Bis zum entsetzlichen Brennen

Clematis recta D 4 - D 30	Ulkus und Ekzeme mit Bläschenbildung und *Pusteln* mit heftigem *Juckreiz* und schmerzend. B.I. Herpes, Prickeln und Stechen in der Haut, „schlechte Heilhaut", Kopfhautjucken, variköses Ekzem, Krustenbildung, Ekzema exsudativ. multif. (nässende, juckende rote Flechten)	Neuralg.-myalgisch-arthralg.-gichtig, Pudendus-Neuralgie, Urethritis, chron. Augenentzündungen, blaß-kalt-feucht-unruhig W. auf Haut, Lymphdrüsen, Genitale (Hoden, Leisten)	Angst vor Alleinsein, trotzdem geht er der Gesellschaft aus dem Weg, sehnt sich nach Ruhe, Todessehnsucht	VS: Unterdrückte Sekretion und unterdrückte Hautausschläge, kalte Luft, Kaltwaschen, Entblößen, Bettwärme
Calcium carbonic. lymphatisch	Vor allem ein Mittel der Erstmanifestation der Exantheme im Säuglings- oder Kleinkindalter; vorwiegend trockene, papulös-pustulöse/auch exsudat. Efflor.-Brennen und Jucken. W.: gut vor allem bei Kindern, Pubertät, Klimax, Schwangerschaft, B.I.: Neurodermitis, Urtikaria, Ekzeme, Milchschorf (AMB beachten), Haut ist kalt, weich, schlaff	Konstitution und Diathese, dicklich-gedunsen-bleich-körperl. und geistig verlangsamt-liebenswert, evtl. Zerebralschaden, Kopfschweiß der Kinder mit großem Kopf und „Froschbauch", chron. Entzündungen mit harten Lymphdrüsenschwellungen (Kiefer, Nacken, Leiste), Nasenpolypen, Knochenprozesse	Unbeholfen, minderbemittelt, begriffsstutzig, schüchtern, gehemmt, hält sich mehr im sicheren Hintergrund, Kleptomanie, Verlangen nach Süß, Geborgenheit und Zuwendung	B: Ruhe, Wärme, im Freien, nach dem Frühstück VS: Nässe, Kälte, geistig-körperl. Anstrengung, Bewegung, Vollmond A: Milch, Käse V: nach Eiern

„Die Kälte" *Kälte*, feuchte Füße und *Beine*, Nachtschweiß, Kopf, Fuß- und Handschweiß, innerl. und äußerl. Kältegefühl, pastöser Typ, Kurzatmung beim Gehen und Steigen, Regel zu früh und zu stark

	Klinische Symptome Lokal (Haut)	Klinische Symptome Allgemein	Psyche	Modalität	Leit- und Schlüssel-Symptome
Carbo vegetab. (animalis*) ist fast gleich* im AMB destruktiv	Haut eiskalt, blau, Varikosis, überempfindlich, schlechte Heilungstendenz. Pruritus senil, Dekubitus, Gangrän, Elefantiasis, Teleangiektasien	Blaß-kalt-zyanotisch-wie Wachs aussehend. Tiefgreifend. Ca-Mittel, kalter Schweiß, innerl. Brennen wie „glühende Kohlen", Kachexie, Kollaps, Gastro-kardial. Symptomenkomplex, Meteorismus, B: Hoffnungslose Pneumoniefälle. Viel Schleim, zu schwach zum Abhusten.	Nervös-ärgerlich-zornig-schwächlich-gleichgültig-alles geht langsam zu Ende: Denken, Lebenswärme, Atem, Herzschlag — gleichgültig. V: allein zu sein China unterstützt Carbo vegetabilis	B: Kalte Luft, Bewegung, Aufstoßen, Windabgang VS: feucht-warm, Sonne, Ruhe, abends und nachts bis zum Morgen A: Milch, Fettes, Alkohol (UV) V: Salz, Obst, sauer, kaltes Wasser	*Geschwächte Lebenskraft* („seit jenem Unfall", „seit jener Erkrankung") Lufthunger, „Fenster auf", obwohl er am ganzen Leibe friert
Croton tiglium D 6 - D 12 destruktiv	Rote Haut mit zahlreichen Bläschen -Jucken und Brennen, stechend, nässend, eitrig, Lokalisationen vor allem im *Skrotalbereich* zw. den Beinen und im Gesicht, „Skrotalekzem", berührungs- und kratzempfindlich, Brustwarzenrhagaden, Analekzem, (Jucken und Brennen)	Haut- u. Schleimhautentzündungen, übelst stinkende wäßrige „Hydrantenstühle" (Podophyll., Veratrum, Aloe) nach dem Essen Auge: Konjunktivitis, Hypopyon, Ulcus serpens W.: „blaß-gelb" auf Magen, Darm, Haut, Mamma, Auge Schwitzen beim Stuhlgang, Mastitis	Nervös-mürrisch-*erschöpft*-antriebslos	B: Ruhe VS: Essen und Trinken, Bettwärme, Kratzen	Skrotal-Ekzem

Graphites lithämisch	Haut ist dick, „unrein" alle möglichen Formen chron. Ekzeme, eher trocken, auch nässend, rissig-schuppig, neigt zu Furunkeln, *Lidrandaffektionen*, Brennen und Jucken, honigartige Absonderungen B.l. Narben und Verwachsungen *Dupuytren*, Psoriasis, Analekzem und Fissuren, Intertrigo	Blaß-frostig-gedunsen-erschöpft, „hypothyreot", hormonelle Dysfunktion atonische Obstipation, Neigung zu Narbenbildung und Strikturen, Paronychie, Haarausfall, Keloidbildung, Ulcus cruris	Phlegma, das lieber ißt als zu arbeiten und zu lernen. Traurig-weinerlich-böse-frech, Kontaktschwierigkeiten, „schlechtes Gewissen", ein „trockener Mensch" (Haut, Schleimhäute u. Wesen), Musik macht traurig	B: Essen, Stuhlgang, Regeleintritt VS: Kälte, Nässe, Arbeiten, Darandenken, Musik, Speisegerüche, Mens. verspätet, schwach, ausbleibend A: Fisch, Fleisch, Süß macht Übelkeit	*Dumm-dick-faul-gefräßig und verstopft* verlangsamtes Denken, alle Funktionen und Reaktionen sind verlangsamt, „eine gesteigerte Pulsatilla", Ekzem hinter dem Ohr. Kann nicht still sitzen; Stehen macht Schmerzen in den Beinen
Mezereum destruktiv	Unerträgl. Jucken, Bläschenbildung (Herpes zoster), Borkenbildung, unter der sich scharfer Eiter ansammelt. Rötung B.l. Impetigo, Erysipel	Allg. Neuralgiemittel (N. trigeminus, Ziliarneuralgie u. a.), Gesichtsneuralgien, Herpes zoster	Streitet wegen Kleinigkeiten, „Angst sitzt in der Magengegend"	VS: Kälte und Bettwärme, naßkalt, Winter	Schmerzen in den langen Röhrenknochen (Tibia)
Natrium muriat. höhere Potenzen destruktiv	Ekzem rauh und entzündet, schlimmer an den Haarrändern und auf dem Kopf; Bläschenbildung in den *Gelenkbeugen*, aufspringend-schorfbildend-Durchsickern scharfer Sekrete, *Urtikaria*, Lippen- und Mundwinkelfissuren	*Kopfschmerz* als Folge von Anämie, *nach der Mens.*, blaß-mager, Schulkopfschmerz bei Mädchen, trockener Mund mit viel Durst, dabei objektiv feucht. Verstopfung mit schlechter Laune, auch Diarrhö möglich, „Herzflattern", Kollaps, Landkartenzunge	Kommt über Kränkungen nicht hinweg-weint viel-Trost verschlimmert-schwach-müde-überempfindlich-reizbar-depressiv-traurig. Widerspruchsgeist, Schreikrämpfe; will immer das Gegenteil dessen, was ihm vorgeschlagen wird	B: frische Luft, eng anliegende Kleider VS: Trost, Tadel, Kummer, Verdruß, Grobheit, nach Mens. um 10 Uhr morgens, körperl. und geistige Anstrengung, Aufenthalt auf dem Meer, Musik, Zimmer- und Ofenwärme, Frühjahr, Herbst A: Brot	Kopfschmerz als Folge von Anämie, Taubheitsgefühl und Kribbeln der Zunge, Lippen und Nase. Abmagern trotz starken Hungers und reichl. Nahrungsaufnahme. Begierde auf Salz, Durst. Kann in Gegenwart anderer kein Wasser lassen.

	Klinische Symptome		Psyche	Modalität		Leit- und Schlüssel-Symptome
	Lokal (Haut)	Allgemein				
Petroleum D 6 - D 200 destruktiv	Ausschläge ähnlich denen v. Graphites, Lokalisat.: Kopf, hinter den Ohren, Skrotum, weibl. Genitale, die nässen und bei Kälte jucken, Hände, Füße. Frostbeulen, kleinste Hautverletzungen eitern. VS: Winter	Bestes antipsorisches Mittel. Sehr gut gegen Seekrankheit, Hinterkopfschmerz, chron. Rheuma, Magenschmerz. B: Essen	Vergeßlich-Halluzinationen-aufbrausend-beleidigt-nachtragend-verwirrt-reizbar. Hinterkopfschmerz (wie bleischwer)	B: VS:	Sommer, Essen, Trinken, warmes, trockenes Wetter Kleiderdruck, Winter (Auto, Reisen (Auto, Schiff), Feuchtigkeit, Gewitter	VS: Winterzeit Knacken der Gelenke, Durchfälle-VS am Tage.
Rhus tox. D 3 - D 1000 lithämisch	Fieberanstieg mit Hautreaktionen: Rötung, urtikarielle Erscheinungen, heftiger Pruritus, Exanth. perioral, blasige Exantheme mit heftigem Brennen und Stechen, Quaddeln, auch eitrig. B.l.*Erysipel*, Scharlach, Sepsis, Phlegmone, Ekzeme, Herpes zoster, dishydrot. Ekzem, Dermatitis „hervorragendes Hautmittel"	*Große Unruhe*, einmal wegen der Schmerzen, dann infolge Nervosität - *Bewegungsdrang*, Hals-LK-Schwellung mit Schmerzen zu den Ohren ausstrahlend (VS abends), Leisten-LK-Schwellung, erstes Rheumamittel, Bauchkoliken-B: Bauchlage, gebücktes Gehen. Muskeln sind steif und schmerzhaft (Arnika) B.l. Parotitis Gld. submaxill. „rheumat.-neuralgisch" *Ischialgie (re.)*, *Lumbago*	*Extreme Unruhe*, muß stets die Lage wechseln, anhaltendes, getrübtes Bewußtsein, wie benebelt (milde Form), dabei stets in Bewegung. Angst vor der kommenden Nacht, aufgeregt, Appetitmangel mit viel Durst. Erschöpfung, ZNS zeigt Reiz- und Lähmungserscheinungen	B: VS:	Fortsetzung der Bewegung *, Wärme, Reiben und Frottieren Schmerzen in Ruhe und bei Bewegungsbeginn *, Feuchtwetter, Platzregen, Durchnässung, nachts, Rechts- und Rückenlage Trockene oder dunkelbelegte Zunge mit *roter Spitze*	Fieberanstieg mit Verlangen, die Glieder zu recken, Leit-Sy.: *, nach Ruhe Rückkehr der alten Beschwerden, Krampfhaftes Gähnen-schleimig-eitrige Conjunctivitis B.l. nach langen Märschen - Mittel bei Muskelkater (Arnika)

Sarsaparilla lithämisch	Heftige, juckende *Exantheme bzw. Ekzeme*, Quaddeln, Papeln, Pusteln, Bläschen, nässend, eitrig, vor allem zwischen Fingern und Genitale, am Kopf B.I. Milchschorf, Pyodermie, Furunkel, Dermatitis, Herpes, Kondylome, Psoriasis, Sommerhautausschläge, „Frieseln", roseolaartig. VS: im Frühjahr	Gichtig-rheumatisch-Kopfschmerz vom Hinterkopf zur Nasenwurzel-Obstipation mit vermehrtem Harndrang und Polyurie, starker Schmerz am Ende der Miktion, Nephrolithiasis	Abgeschlagen-unruhig, Extremitäten „lähmig", zittrig mit ziehenden, *wandernden* Schmerzen
		Schleimig-eitriger Urin	Kann nur im Stehen Wasser lassen, Abmagerung bei Kindern, Nierenkoliken Tenesmen: Blase und After
Sepia D 6 - D 200 LM destruktiv	„Pigmentstörungen" Vielfältige Ausschläge, Ekzem im Klimax, *chron.* bullös-pustulös, juckend, nässend, auch trocken, seborrhoisch und urtikariell. Lokalisation besonders am Handrücken, ringförmige Flechten Gesicht: gelber Teint, gelbliche Flecken; Ulcus cruris. B.I. Vitiligo (Luesinum)	Typ: schön, ebenmäßig, dunkelhaarig, Genitaldescensus, allg. Ptosen, trägt gern Hosen und bevorzugt Männerberufe. Sexuelle Probleme, abends munter - tanzen. Rücken- u. Kreuzschmerzen, venöse Stase. Fluor: übelriechend, scharf, wundmachend, brennend, Füße heiß, Hände kalt. Hitze, Schwitzen	Überspitztes Gerechtigkeitsempfinden, niemand macht es ihr recht. Keifig-verbittert-launisch. A: gegen Familie, Pflichten, Männer. Angst vor dem Alleinsein u. der Zukunft, chron. „Magen"-Kopfschmerz, Vaginismus
		B: Reiten, Tanzen, Bewegung, Sitzen, Wärme, *im Freien* am Morgen (3 Uhr), vor u. während Mens.; Koitus, Klimax, Kälte, Zugluft, Milchgenuß, *vor* Gewitter Li-Mittel	Conf. Psyche, „weibl. Nux vomica", will vom Ehemann nichts mehr wissen, läßt sich aber nicht scheiden — treue Ehefrau. Enteroptose, Genitaldescensus. Es gibt auch den Sepia-Mann
		VS:	

	Klinische Symptome Lokal (Haut)	Klinische Symptome Allgemein	Psyche	Modalität	Leit- und Schlüssel-Symptome
Sulfur hohe Potenzen LM evtl. seltene Gaben lymphatisch	Unangenehme Ausdunstung, Trockene Ekzeme, viel Juckreiz B.I. alle Hauterkrankungen — irgendwann im Verlauf sollte (einmal wenigstens) Sulf. gegeben werden VS:nachts, Wasser Vikariationen: Ekzem-Asthma, Rhinitis-Dysmenorrhoe, Ekzem-Fußschweiß usw.	Ganz mager oder dick, „Philosoph mit dem schmutzigen Hemdkragen", gebeugt, nicht ohne Hut, ungepflegt, schlampig, „Brenner", rote Körperöffnungen, heißbrennende Fußsohlen, streckt Füße aus dem Bett, Stuhldrang treibt ihn früh (3-4 Uhr) aus dem Bett, blaß von Toilette zurück, weiße Zunge mit roter Spitze, Empfindl. Bauch und Leber	Kleinmütiger Weltverbesserer, um sein Seelenheil besorgt, ißt wenig, trinkt viel. Leere und Schwäche in der Magenregion (11 Uhr), Gespensterfurcht, zerstreut-mürrisch-pessimistisch-faul-egoistisch-unordentlich-vergeßlich, aber immer mit etwas beschäftigt.	F.v.: Unterdrückung B: allg. Wärme, Ruhe, Rechtsliegen VS: Stehen, Wetterwechsel, Nässe u. Kälte, durch Wasser u. Waschen, Bettwärme, nachts V: nach Süß UV: Milch	Conf. AMB „Querulant", „Quertreiber", Sektierer, „Trägheit", absurde Ideen, depressiv, belanglose, gewöhnliche Dinge erregen außerordentl. Bewunderung, wasserscheu. *hat immer zu heiß*
Thuja lithämisch	Hauterscheinung fast nur an bedeckten Körperteilen B.I. Neurodermitis, Warzen, Polypen, Kondylome, Haarausfall an Kopf und Augenlidern, Gersten- und Hagelkörner (Staphisagria), Ranula (sublingual od. buccal) Naevi, Epitheliome	Explosive Hydranten-Diarrhö nach Frühstück, Darmkollern, „als ob sich im Bauch etwas bewege" (Crocus, Sulfur), Koliken, chron. Katarrhe mit grüneitrig. Ausscheidungen, Meteorismus, auch Obstipation, dunkler, knolliger, großkalibriger Stuhl, zurückschlüpfend (Silicea)	Fixe Idee, Musik führt zum Weinen, seelisch leicht erregbar, „als ob Glieder aus Glas wären", „als ob Geist und Körper getrennt wären", „als ob er unter Einfluß anderer Mächte wäre".	B: Angezogene Glieder im Liegen, Wärme VS: Feuchtwetter, Feuchtigkeit, Kälte, Bettwärme nach d. Frühstück, Fett, Kaffee, 3 Jhr nachts F.v. Impfungen	Nagelkopfschmerz Schwitzt nur an unbedeckten Körperteilen Impfschäden

Pruritus

J = Jucken; Br = Brennen; St = Stechen; N = Nervös

AM	Lokalisation	Modalitäten		
Acid. fluoric.	Anal, allg. lokaler Pruritus, Genitale, Vulva	Prur. senil.; J u. Br.		
Acid. nitric.	Anal, Vulva	Prur. senil.		
Agaricus		J u. Br u. St u. N		
Alumina	Anal	Prur. senil.; J u. Br	B:	Kratzen
			VS:	Kratzen
Anacardium			VS:	Kratzen
Antimon. crudum		Prur. senil.		
Ambra	Genitale	J u. Wollust u. Kummer u. Sorgen N		
Caladium seguinum	Genitale	Prur. d. Schwangeren; N		
Calc. fluoratum		Narbenjucken!	B:	Kratzen
Calc. sulfuricum	Anal	J u. Br		
Collinsonia	Anal, Genital	J u. Br u. St		
Dolichos pruriens		Prur. senil.		
Fagopyrum		Prur. senil.		
Graphites	Anal, Vulva	J u. Br	B:	Kratzen
Helonias	Genitale, Vulva	N		
Kal. sulf.	Anal	J u. St u. N		
Kreosotum	Vulva	J u. Br u. N	VS:	Kratzen
Ledum			B:	Kratzen
			VS:	Kratzen
Lycopodium	Anal			
Magnesium sulf.		Beim Entblößen (Ausziehen); N		
Mercurius			B:	Kratzen
Mezereum	Vulva	J u. Br Beim Entblößen	VS:	Kratzen
Natrium sulfuricum		Beim Entblößen	B:	Kratzen
Oleander		Beim Entblößen	B:	Kratzen
Petroleum	Allg. lokaler Pruritus		VS:	Kratzen Herbst, Winter
Platin	Genitale	N		
Rhus tox.	Vulva, Genitale	J u. Br		
Rumex		Beim Entblößen		
Sabadilla				
Sepia	Vulva			

AM	Lokalisation	Modalitäten	
Staphisagria		Pruritus wechselt die Lokalisation; N	B: Kratzen
Sulfur	allg. lokaler Pruritus Anal	J u. Br	VS: Kratzen
Viola tricolor	Ohr, Gelenke	J u. Br	

Im folgenden sollen noch einige bewährte dermatotrope homöopathische Arzneimittel und einige Indikationsmodalitäten aufgezählt werden. Die angegebenen Potenzen — meist sind es hier tiefe — sind Erfahrungen der Homöopathie, die primär im EAV-Testgang probiert werden können; es ist jedoch gut möglich, daß beim Messen eine um ein bis zwei Potenzstufen höhere oder tiefere Medikation herauskommt, die wir dann grundsätzlich zur oralen Medikation rezeptieren.

Acid. salicylicum D 4 - D 12:	B.I. Dishydrot. Ekzem
Aconitum D 30, D 6 - D 12:	Akute Exazerbation eines Exanthems, Ekzems.
Apis D 4 - D 30:	B.I. Quaddeln, Erythema, Erysipel, lokalisierte u. allg. Ödembildung; Brennen-Stechen-Jucken.
Belladonna D 6 - D 30:	B.I. akute Dermatitis, Urtikaria, Scharlach, Erysipel, beginnende Phlegmone — Hitze und Brennen, wenn Eiter auftritt: Mercurius, Hepar sulf.
Berberis D 3:	oft als Ausleitmittel, W. auf Niere/Leber (blaß-gedunsen-müde!)
Bufo rana:	Blasen an den Fußsohlen und Handtellern B.I. Pemphigus (Luesinum)
Calc. fluor. D 6 - D 30:	Ekzem durch Licht- bzw. Sonnen-Einwirkung, im Sommer.
Chamomilla D 30:	Akute Exazerbation eines Ekzems bzw. Exanthems.
Causticum:	Analekzem (Warzen, die nicht auf Thuja reagieren)
Dolichos pruriens:	Unerträglicher *Juckreiz* jeder Genese (dicker Patient) bei Leberleiden

Hepar sulfuris:	Ekzem hinter den Ohren, über den Handgelenken und in den Kniekehlen (Psorinum); Augenoberlidern. Saurer Geruch! Schweißneigung. Schlechte Heiltendenz der Haut! B.I. Folliculitis, Impetigo, Pyodermie, Milchschorf.
Lachesis D 8 - D 12:	Haut berührungsempfindlich, schlechte Heiltendenzen. B.I. Erysipel, VS: Sonne
Lycopodium D 4 - D 30:	Die trockene Haut sieht alt aus und eitert gern. Ekzeme bei Leberbelastung u. Stoffwechselstörungen, Fußsohlenbrennen und -anschwellen.
Oleander:	Nässende Ekzeme an Kopf und hinter den Ohren (Viola tric.)
Rumex:	Juckreiz verschlimmert sich beim Ausziehen.
Spongia:	Unerträglicher Juckreiz bei Dünnen; Pruritus senilis.
Staphisagria:	Lidrandentzündung, Gerstenkörner B.I. Neurodermitis, wobei das Nervöse im Vordergrund steht (Zinc. D 30)
Vinca minor D 3 - D 6	B.I. Dermatitis, Ekzem der Kopfhaut, fleckförmig, krustenbildend mit verklebten Haaren und entsetzlich juckend.
Viola tricolor D 3:	B.I. Neurodermitis, kindl. Ekzem (Gelenkbeugen, hinter dem Ohr)
Lac deflorat.:	B.I. bei kleinflächigen Ekzemen
Zincum D 200:	Gelegentlich eine Gabe als Reaktionsmittel!

Modalitäten — Indikationen

Superinfiziertes Ekzem: (vorwiegend f. Kinder!)	Arnica D 6, Mercurius D 6, Hepar sulf. D 30, Alumina D 12, Echinacea D 2 - D 4, Graphites D 12, Arsenicum, Antimon. crud. D 6, Silicea
Gehörgangsekzem:	Sulfur D 12, Calcium picrinic. D 6, Argent. nitr. D 6, Capsicum D 4, Acid. fluor. D 12, Acid. carbolic. D 12, Acid. formicic. D 12.
Ekzem an der Haargrenze:	Natrium muriat. D 15, Oleander D 6, Petroleum D 6, Tellur D 6, Clematis D 4 - D 6.

Nässende Ekzeme:	u. a. Arctium Lappa D 3, Saponaria D 3, Arsen D 6, Mercurius corrosiv. D 6, Calc. carb. D 4 - D 30 und andere Calciumsalze.
Gelenkbeugen:	Graphites, Natr. muriaticum bei relat. wenig Juckreiz; Petroleum, Psorinum, Sulfur, Viola tricolor.
Ekzem hinter den Ohren:	Petroleum D 12, Graphites D 12, Viola tricolor D 12, Oleander, Staphisagria, Silicea D 4.

Die Homöotherapie der Haut wurde bewußt sehr ausführlich behandelt, um eine optimale Therape zu ermöglichen; denn gerade die Haut ist ein dankbares Gebiet der EAV — die Voraussetzung zur erfolgreichen Behandlung ist aber das Wissen über eine gute Homöotherapie.

Die Homöotherapie des Darms (aus der Sicht der EAV)

Aus langjähriger EAV-Erfahrung geht hervor, daß viele Darmerkrankungen, deren schulgerechte Diagnose meist von den Symptomen abgeleitet wurden, aus der Sicht der EAV in den allergischen Formenkreis hineinspielen bzw. das Immunsystem in irgendeiner Weise beteiligt ist. Dabei stehen, wie ja schon behandelt, die Nahrungsmittel als echte oder als Pseudo-Allergene im Vordergrund. Die Homöopathie bewertet das therapeutische Vorgehen aber auch hier vorrangig nach den Übereinstimmungen der Symptome mit dem AMB, oder es sind die besonderen Modalitäten für die Wahl des einzusetzenden AM ausschlaggebend. Dabei spielt es keine entscheidende Rolle, ob es sich um eine akute oder chronische Enteritis-Enterokolitis, einen Morbus *Crohn*, ein Colon irritabile oder eine Divertikulose handelt. Einige AM sind als besonders bewährte Indikationen bekannt oder haben eine besonders auffällige Modalität. Die Potenzen der im folgenden aufgeführten AM sind fast alle im Bereich zwischen D 3 - D 12, selten bis D 30, d. h. also vorwiegend *organotrop* oder gelegentlich „funktiotrop"!

Ein wichtiges Symptom bei Darmerkrankungen ist z. B. der *Durchfall und seine Modalitäten*:

Podophyllum:	Heftige *„Hydrantenstühle"* (meist morgens), evtl. mit Schleimhautstücken; vor allem ein Dünndarmmittel B.l. Subileus, „Zahnungs-Durchfall", M. *Crohn*. B: Zusammenkrümmen, Reiben, Frottieren, lokale Wärme VS: Heißes Wetter, Wärme u. Kälte, Bewegung, Obst, frühe Morgenstunden

Hydrastis:	Noch heftigerer Durchfall als Podophyllum! Durchfall schleimig-eitrig, Dickdarm-Ulzera! (B.I. auch bei Ca!) Obstipation nach Laxantienabusus! B.I. Divertikulose VS: Wärme, Kälte, Bewegung
Colchicum:	Weitere Steigerung des ruhrartigen „Hydranten"-Durchfalls, „Herbstdurchfälle", Leitsymptom: Ekel und Übelkeit bzw. VS bei Essensgerüchen, ja selbst beim Denken ans Essen! F.v. Feucht-Kalt-Wetter; harnsaure Diathese! Äußerliche und innerliche Kälte!
Arsenicum:	Stärkste, schmerzlose, stinkende Durchfälle, „Fleischvergiftung", auch Brechdurchfall mit Blutungen. F.v. verdorbenem Essen! Rasche Erschöpfung, Kachexie.
Tabacum:	Schmerzloser Durchfall; dabei fühlt sich der blasse Patient „sterbensübel" mit kaltem Schweiß und Eiseskälte am und im ganzen Körper. *Kreislaufkollaps* evtl. bei Stuhlentleerung. B: Kälte!
Ferrum phosphoricum:	Schwach, blaß aber auch wieder heiß und rot; schnell erregt mit Fieber; *„gutartiger" Durchfall*, Mattigkeit, dabei relativ wenig Beschwerden; „lustiges Fieber" (meist bei asthenischen Kindern), „sieht blühend aus".
Veratrum album D 3:	Fieber, Durchfall, Übelkeit, Erbrechen, Kollaps mit kaltem Schweiß, akutes Bild mit rascher Erschöpfung.
Aethiops antimonialis: D 4 - D 12	Chron. Darmerkrankung; evtl. geopathische Belastung. B.I. Chron. Kolitis, Colitis ulcerosa, „AMB".
Mercurius (solubilis, dulcis et corrosivus):	B.I. Colitis *„ulcerosa"* mit stinkenden, evtl. blutigen Stühlen und Schleimabsonderungen, kommt nicht mehr vom Klosett; Nachtschweiße; Durst auf Kaltes; ein luesinisch-destruktives Mittel; neigt zur Gewalt (Revolutionär!); anhaltende Tenesmen mit dem Gefühl des „Nie-fertig-seins". Zunge: schmutzig-gelb mit Randeindrücken, Speichelfluß, Fötor, Zahnfleischbluten, Lichtscheue; Zittern der Extremitäten, geistiger und körperlicher Kräfteverfall, hastig-ruhelos-fahl! VS: abends, nachts, nächtliche Knochenschmerzen.

Carbo vegetabilis et animalis:	Großer Lufthunger! Blaß-kalt-geschwächte Lebenskraft bei lang zurückliegender Ursache. B.I. „hoffnungsloser Fall", Ca-Mittel! *Kolitis mit „Luftbauch"; Dyspepsiemittel.*
Aloe:	Durchfälle am Morgen; Stuhlabgang mit viel gallertigem Schleim; unwillkürl., fast unbemerkter Stuhl-und Windabgang; davor heftiges *Kollern*; Neigung zu juckenden Hämorrhoiden, Sphinkterschwäche mit Neigung zu Rektumprolaps. VS: heißes Wetter, Wärme, am Morgen, Arbeiten.
Ipecacuanha:	Brechdurchfall, im Vordergrund steht die Übelkeit mit *Würgreiz* bis zum Erbrechen!
Sulfur:	Polychrest! kann immer passen mit zurückhaltender Dosierung, wenn nicht typisch Sulfur. AMB (z. B. nur jeden 2. Tag eine Tiefpotenz oder alle 4 Wochen D 30-Gabe! oder KuF-Reihe mitlaufen lassen!)
Abrotanum:	Großer Hunger, magert trotzdem ab! Rheuma im Wechsel mit Diarrhö (chronisch); Pädiatrophie, will niemand sehen, will keinen Trost und Rat; dennoch soll immer jemand in seiner Nähe (Haus) sein! - F.v. Frost.
Abies nigra:	B.I. als Lymphmittel für Magen und Darm, „also ob ein Stein im Magen (Abdomen) läge".
Capsicum:	Blaß, erwacht mit Schreck und Schrei, Schleimhautbrennen, „Wangenröte", Diarrhö brennend-schleimig, auch blutig. F.v. *Heimweh*.
Gelsemium:	„Schmerzlose Enteritis", primär Erregung des Nervensystems — Hemmung bis Lähmung! Leitsymptom: nervös-zittrig-schwach-reizbar-„Kopfbenommen", Diarrhö = F.v. Schreck VS: jede Wärme, Föhn, vor Gewitter, Feuchtwetter, Nebel.
China: D 4 - D 6	Durchfall sofort nach dem Essen, evtl. Unverdautes, mit reichlich Windabgang bei Blähungen. Patient ist schwach, hinfällig, starke Schweißausbrüche, intermittierendes Fieber, Periodizität! UV: Milch, Fett reifes Obst.

Mandragora: D 3 - D 6	Explosive Morgen- und Sommer-Durchfälle oder Obstipation. Vergeblicher Stuhldrang (Nux vomica), Tenesmen, Völle, Meteorismus: Abdominal-Kolik B: Essen, Rückwärtsbeugen, Bewegung an frischer Luft VS: Zusammenkrümmen, frühe Morgenstunden; F. v. Gallenstörungen (Stase), F.v. Aufregung
Nux moschata:	Hysteriformer, übellauniger, nervöser Typ! Traumwandler, Tagsschläfer, „gastro-kardiales Syndrom", mit viel Völle, Meteorismus, kann nicht aufstoßen, anfallsweise Koliken (v. re nach li).
Rheum:	„Saure" Durchfälle mit Koliken, Nabelkoliken (Cina); kalter Schweiß, der sauer riecht!
Agaricus musc.: D 4 - D 12	Heftige, übelriechende Diarrhö mit starkem Stuhldrang, reichlich geruchlose Winde, Fötor nach faulen Eiern, Logorrhö (Lachesis), „als ob man von Eisnadeln gestochen werde".
Iris versicolor:	Wochenendkopfschmerz VS: Entspannung! Periodizität! Brennen im Magen-Darm-Trakt, Diarrhö wundmachend, Erbrechen sauer - bitter. VS: abends - nachts, Eier, Fett, Obst
Colocynthis:	Ruhrartiger Durchfall mit heftigem Tenesmen-Spasmen, sofort nach dem Essen B: festes Drücken, Zusammenkrümmen, Windabgang, Ruhe und Wärme.
Dioscorea: D 2 - D 4	Diarrhö am Morgen, erschöpfend. Koliken und Spasmen, die im Abdomen fächerförmig von re. nach li. ausstrahlen.
Pulsatilla:	Durchfall nach Essen und Trinken von Kaltem, nach Eisessen.
Aethusa:	Durchfall beim Kleinkind — F. v. „Milchtrinken" — Abmagerung, Stuhl: grünlich, schleimig, gallig.
Argentum nitricum:	Stuhldrang u. Stuhlgang vor Erwartungsangst und vor Examen, Kirch- und Theatergang usw. Meteorismus „zum Platzen" (Magen), Ulzera! Splitterempfindung bzw. Schmerz. F. v. Süßessen (UV), Lampenfieber, Aufregung, Platzangst. Psych.: glaubt, verachtet zu werden, fürchtet seinen Mißerfolg, fürchtet, die Zeit läuft davon, Angst vor der Zukunft, Todesängste. B. I. Divertikulose

Phosphorus: D 12	Gegen 4 Uhr spritzende Hydrantenstühle mit viel Darmgeräuschen, „als ob der brennende After offen bleibe", auch mit Blut! Rasch erschöpft, nach kurzer Ruhe wieder erholt! usw., subfebrile Temperaturen, Durst auf viel Kaltes, dabei immer körperliche und geistige *Unruhe*, zittrig, „reizbare Schwäche". VS: vor Gewitter (Angst!), körperl. und geistige Anstrengung.
Acid. phosphoricum:	Meteorismus, Darmkollern, Diarrhö wäßrig, geruchlos, z.T. unverdaut, meist bei jungen Menschen, zartschwach. F.v. Kummer und Enttäuschung (Liebeskummer), F.v. Trauer u. Schuldgefühlen, geistig-seelisch-körperlich müde, tagschläfrig, nachts schlaflos! Lügt gern! Eifersüchtig! Uneinsichtig! Wachstumsbeschwerden. VS: geistige und körperliche Überanstrengung Kälte, Bewegung, Schlafmangel.

Arzneimittel mit Abdominal-Schmerzen

Chamomilla:	Meist Kinder und Frauen, anfallsweise und um Mitternacht. Typ ärgerlich-zornig-mißlaunig! „Eine Wange rot, die andere blaß", Stuhl und Fötor nach faulen Eiern stinkend, grünlicher Durchfall. B: Herumtragen der Kinder, im Bett der Eltern!
Arsenicum:	Kachektische Erscheinung, brennende, schneidende Bauchschmerzen meist um und nach Mitternacht, große Angst; Kollaps; großer Durst — kann nur kleine Schlucke trinken!
Phosphorus:	s. AMB
Nux moschata:	Anfallsweise Abdominalschmerzen „von re. nach li."; ähnlich ist es bei
Dioscorea:	
Lycopodium:	„Rechtes Abdomen"! Großer Hunger — nach wenigen Bissen satt, boshaft, knickrig, kleinmütig, habgierig; verträgt keinen Widerspruch! liebt Streitgespräche — „Diktator" — intellektuell — scharfsinnig — ein „biliöser Typ" W. auf Leber und Galle VS: Druck, Beengung durch Gürtel und Kragen etc., morgens und zwischen 16 und 18 Uhr.

Magnesium carbonicum: Anfallsweise heftigste Koliken auf der linken Seite zur rechten Schulter ausstrahlend, saure Durchfälle (Kind riecht sauer!), auch schmerzhafte Verstopfung. F.v. Aufregung und Milchtrinken, Streit.
Ein „Abendmensch", am Tag streitsüchtig, geht man ihm am besten aus dem Weg; Angst, unheilbar krank zu sein.

Magnesium phosphoric.: Mager-dünn-nervös, „rechts"! Magen-Darm-, Gallenblasen-, Nieren-, Nabel-Koliken (Colocynthis), Krämpfe vom Oberbauch zum Unterbauch; Schmerzattacken zwischen 16 und 20 Uhr.
B: Zusammenkrümmen, Wärme, Liegen auf kranker Seite.

Anacardium: Boshaft-zornig-flucht; lacht bei Ernstem, ist ernst bei Lächerlichem; Pflockschmerz, Reifenempfindung, Nüchternschmerz; Neigung zu Gewalt
B: Essen

Andere Bauchschmerz-Modalitäten

a) Zeitabhängig:
    vor Mitternacht: Argent. nitricum, Cocculus
    am frühen Morgen: Nux vomica, Sulfur, Sepia
    um die Mittagszeit: Magnesium muriat., Sulfur, Colocynthis
    Abendstunden (p.c.): Pulsatilla, Bryonia

b) vom Essen abhängig: Anacardium: B
    Nux vomica: VS

    nach dem Essen: Graphites, Staphisagria, Pulsatilla, Veratrum, Anacardium (1-2 Std. p.c. — B: Essen), Chelidonium, Mezereum, Natrium carbonicum

Bewährte Indikationen

Ileitis terminalis (M. Crohn)

1. Immer an die Nos. *Tuberculinum* denken, z.B. mit D 6 der Potenzreihe beginnend, bei optimaler Begleittherapie (Umckaloabo, Stannum, Calc. Fluorat., Abrotanum), evtl. dazu Nos. Abdominallymphom!
2. *Abrotanum D 2 - D 6* (4 Wo. lang), dann
3. *China D 4* (4 Wo. lang).

Es empfiehlt sich aber auch, mit einer Säure zu beginnen, z. B.
Acid. muriaticum D 4 oder *Acid. phosphoricum* D 4 - D 12 („Darmquatschen" u. Gurgeln), dazu
Argentum nitricum D 12 (D 30) und
Tuberculinum D 200 1 Gabe *oder*
Medorrhinum D 200 1 Gabe, *evtl. auch* Luesinum D 200 mit Arsenicum!

Steht das Nervöse im Vordergrund — Patient ist „verzagt", hoffnungslos u. zittrig:

1. Ambra D 3 3 x 5 Trpf.
2. Argentum nitricum D 12 1 bis 2 x 5 Trpf.

Eine andere homöopathische Reihe ist:

1. Säure (Acid. nitric./muriatic./phosphoricum)
2. Mercurius corrosivus D 4 - D 12
3. Kreosotum
4. Arsenicum.

Aber auch alle Schleimhautmittel und alle AM der Entzündungsreihe kann ein M. *Crohn* gebrauchen! vor allem: Sulfur, Hepar sulf., Chininum arsenicosum, Ferrum phosphoricum, Mercurius, Silicea, Hydrastis, Hyoscyamus. Alle „Hydrantenstuhlmittel" sind wichtig!

Bei Subileus, also wenn es dramatisch wird:

1. Podophyllum D 4 *oder* dessen Steigerung Hydrastis, Colchicum, Arsenicum,
2. Mercurius corrosivus D 4
3. Opium D 200 1 Gabe

Ist der Patient sehr trocken und dürr: Alumina D 200!
Sehr „kaltes Mittel": Silicea D 4, D 6 - D 12.

Erstes Mittel bei *„hydrogenoider"* Konstitution mit eitrig-schleimigen Durchfällen bei Unterkühlung und Durchnässung und bei Gallepatienten:
Natrium sulfuric. D 200.

Bei Spasmen (allgemein gültig): Oenanthe crocata, Magnesium muriaticum (Stenose!), Dioscorea (von re. nach li.), Potentilla anserina und/oder Tormentilla u. Rhus tox., auch *Hamamelis* benötigt jeder Ileitis- und Kolitis-Patient irgendwann einmal!
Andere B.I.-Mittel: Aurum D 4, Platin D 4, Antimon. tartaricum.
Anregung der Dünndarmfunktion: *Nastartium* und *Fagopyrum*
Sehr wichtiges Lymph-Mittel: Abrotanum

Ferner ist beim M. *Crohn* wie auch bei den anderen Kolitis-Formen zu beachten: Behandlung bzw. Beseitigung der *intestinalen Autointoxikation,* eines *Herdgeschehens* und allgemein des *gestörten Stoffwechsels!*

Die Peritoneal-Meßpunkte sind ebenso von großer Wichtigkeit — es sind z. B. die Verklebungen in bewährter Weise zu lösen:

1. Kausale Viral — und/oder Bakt.-Nosoden
2. Nos. Peritonitis
3. Organpräparat Peritoneum D 30 oder D 3 mit folgender E- oder D-Reihe,
4. HM-Begleitmittel: Graphites und Thiosinamin und Hyaluronidase, evtl. auch Stannum metallicum, Hepar sulfuris.

Homöopathische Arzneimittel der Analregion

Causticum, Antmon. crudum, Silicea (Fisteln), Calcium silicicum, Chelidonium (Analprolaps).

Arzneimittel bei Spasmen der Analregion

Colocynthis, Abies nigra, Dioscorea (re. nach li.), Aloe (Pflock), Oenanthe crocata, Magnesium muriaticum, Cuprum aceticum, Cuprum arsenicosum, Cuprum metallicum, Kalium phosphoricum, Momordica, Nux vomica, Antimon. tartaricum.

B.I. — bei chronischer Colitis

1. Ambra D 4, 3 x 5 Glob. (4 Wo. lang)
2. Ignatia D 30, 1 x tgl. 5 Glob. dazu
3. Cuprum D 200, 1 x pro Monat

Weitere B.I. homöopathischer Arzneimittel dieses Formenkreises:

Antimon. tartaric., Croton tiglium, Dulcamara, Kalium phosphoricum, Magnesium sulf., Sulfur jodatum, Momordica, Ornithogalum, Scrophularia u.a.m.

Abschließend möchte ich darauf hinweisen, daß die Organ- bzw. Regelkreiszusammenhänge im Sinne der Akupunkturphysiologie zu berücksichtigen sind. So therapieren wir z. B. das System Lunge-Dickdarm, aber auch den Yang-Ming (Ma-Di) bei einer Dickdarmerkrankung. Dieses Grundprinzip ist natürlich in entsprechender Weise auf alle EAV-Regelkreise übertragbar.

Die Erkrankungen des allergischen Formenkreises bedingen verständlicherweise eine Schwächung der befallenen Organsysteme, die dadurch zum *Locus minoris resistentiae* werden. So wird auch aus der Sicht der EAV die allergische Erkrankung zum komplexen Geschehen. Wir finden im Testgang vermehrt zusätzliche Belastungen durch Viren, Bakterien und deren Toxine. Die Berücksichtigung dieser Situation durch den Einsatz der entsprechenden Nosoden ist für die Ausheilung der Krankheit ebenso entscheidend wie der Einsatz der potenzierten Allergene und der optimal gewählten Homöotherapie.

Hinweise auf Kausal-Nosoden bei Erkrankungen des Darms

Zum Einsatz kommen sowohl Viral-, bakterielle-, Pilz- u. Bakterientoxin-Nosoden. Grundsätzlich kann jede Nosode aus unserem AM-Schatz in Betracht kommen. Bei den Viren finden wir schwerpunktmäßig die Koxsackie-Gruppe, aber immer wieder auch SPS und MKS — vor allem bei der chronischen Kolitis! Selbstverständlich müssen wir auch an die aktuellen Grippen denken. Bei Viralbelastung sollte eine Interferon-Therapie (an der Milz getestet) mitverabreicht werden! Ein weiteres großes bakterielles Nosodenreservoir haben wir in der *Rubrik B* gemäß Zusammenstellung der Staufen-Pharma.
Wichtig sind auch die Sonderanfertigungen „Sdf" Nosode *Yersinia enterocolitica, Campylobacter, Sarcina ventriculi.*
Die *Pilz-Nosoden* müssen, da sie häufig beteiligt sind, auch immer „komplett" überprüft werden. Am besten baut man sich eine Zusammenstellung aller vorhandenen Staufen-Nosoden, zusätzlich der von der Firma Sanum potenzierten Pilz-Nosoden auf und fragt mit dem Pitterling-Modul die entsprechenden Darm-Meßpunkte ab.

Homöotherapie der Harnblase

Auf die Homöotherapie der Harnblase soll hier nur ganz kurz eingegangen werden. Klagen die Patienten — es sind häufiger Frauen — über chronisch-periodisch wiederkehrenden Harndrang, suprapubische, schmerzhafte, vaginale Beschwerden und „sterile" Dysurie, auch mit gelegentlicher Blutung aus der Blase, so ist an eine allergische Ursache zu denken. Klinisch liegt eine interstitielle Zystitis vor. Die häufigsten Auslöser sind Nahrungsmittel, vor allem solche, die Säuren enthalten wie z. B. Zitronen (Acid. citric.), Tomaten, Äpfel, aber auch Essig usw. Die entsprechenden potenzierten Nahrungsmittel gleichen z. B. den MP Blase 66 (Trigonum vesicae) und andere Blasen-MP aus. Verursacher sind dabei auch die in den Nahrungsmitteln enthaltenen *Aminosäuren* Tyrosin, Tyramin, Tryptophan u. Acid. asparagicum. Sie kommen vor allem in Käse, Joghurt und Soja vor. Das Weglassen der Verursacher ist daher zwingender Therapieschritt. Die Homöotherapie zeigt dann verständlicherweise wenig Erfolg bei allergischen Blasenstörungen, solange die Noxen nicht weggelassen oder als potenzierte AM eingesetzt werden.
Als homöopathische Begleittherapie kommen die bewährten „antiallergischen" Arzneimittel und die bewährten AM für Niere und Blase entsprechend den Modalitäten in Betracht.
Die wichtigsten Arzneimittel sind Berberis, Solidago, Causticum, Cantharis, Equisetum, Rhus tox., Echinacea, Petroselinum, Capsicum usw.

In der Hoffnung, vor allem auch dem Anfänger genügend Rüstzeug für eine erfolgreiche EAV-Tätigkeit vermittelt zu haben, empfiehlt der Autor die exakte Befolgung der aufgezeigten Lehren — „Macht's nach, aber macht's genau nach" formulierte einst S. Hahnemann. Diese Formel gilt auch für das erfolgreiche Heilverfahren der EAV.

Um das Verstehen für das hier paktizierte Funktionieren des Elektroakupunktur-Verfahrens zu vermitteln, hält es der Autor für angebracht, die von ihm in der Ärztezeitschrift für Naturheilverfahren 4/1988 veröffentlichte Arbeit „Axiome, Definitionen, Hypothesen der Elektroakupunktur nach Voll" hinzuzufügen.

Axiome, Definitionen, Hypothesen der Elektroakupunktur nach Voll

„Auch aus Steinen, die einem in den Weg gelegt werden, kann man ein Haus bauen" — ein Sprichwort, das dem Werdegang der EAV in besonderer Weise gerecht wird, erinnert es doch an die Schwierigkeiten und Anfeindungen der Anfänge, die auch jetzt noch nicht völlig verstummt sind.

Heute, nach über dreißig Jahren, hat die EAV ihren eigenständigen Platz unter den medizinischen Disziplinen dank ihrer nicht zu übersehenden, großen Erfolge gefestigt — „denn nichts ist überzeugender als der Erfolg".

Zwei herausragende Elemente charakterisieren das System der Elektroakupunktur nach *Voll* (EAV):

1. das von Dr. *Voll* entdeckte und definierte, organbezogene Akupunktursystem mit seiner meßbaren, diagnostischen Interpretation und
2. das — übrigens zufällig entdeckte — Phänomen des Medikamententests als einen durch das EAV-System vermittelten und reproduzierbaren Vorgang, der in der Lage ist, die Wirksamkeit von Heilmitteln selektiv, qualitativ und quantitativ am zugehörigen, organbezogenen Akupunkturpunkt zu erfassen.

Voll spricht vom „maßgeschneiderten Arzneimittel" oder dem „Arzneimittel nach Maß" und meint damit das Herausmessen der optimalen Arzneimittel in der optimalen Dosis. Sind wir uns dessen bewußt! Es ist die Meßbarkeit des Medikaments, durch die die EAV ihre hervorragende Bedeutung erhalten hat.

Grundsätzlich ist das System der EAV in der Lage, über jede Substanz hinsichtlich seiner Nützlichkeit oder Schädlichkeit für den menschlichen Organismus eine Aussage zu machen. So können z. B. Nahrungsmittel, Chemikalien, allopathische Medikamente auch in dieser Hinsicht bewertet werden. In erster Linie werden aber in der EAV Arzneimittel eingesetzt, die nach den Regeln der homöopathischen Verdünnung hergestellt wurden. Das sind die homöopathischen Einzel- und Komplexmittel, die dem homöopathischen Simile-Prinzip unterstellt sind, das sind Nosoden, potenzierte Chemikalien oder potenzierte Allergene und dgl. mehr, die dem isopathischen Prinzip unterstellt sind, und schließlich noch potenzierte Organpräparate. Wir werden uns deshalb vor allem mit dem „potenzierten Arzneimittel" zu befassen haben, denn die EAV hat die Homöopathie meßbar gemacht und ihr somit die Subjektivität mit ihrer Fehlerhaftigkeit und Unsicherheit genommen. — „Keine EAV ohne Homöopathie, aber auch keine Homöopathie ohne EAV!"

Wir werden erkennen, daß es auch die EAV ist, die uns das Wirkprinzip und den Wirkungsnachweis einer homöopathischen Therapie erbringt und uns die altüberlieferte Akupunktur bewahrheitet. Die EAV erfährt ihr Verständnis durch die Klärung der gesetzmäßigen physikalischen Wirkungsmechanismen. Dies führt schließlich in der logischen Konsequenz zu neuen Gedanken über das Wesen von Krankheiten.

EAV ist keine Zauberei — auch wenn der Arzt bei seinem ersten Kontakt nach Erlernen einer schulgerechten Ausbildung sich des Eindruckes der Zauberei kaum erwehren kann. Es genügt ihm aber nicht, festzustellen, daß etwas funktioniert; er will auch wissen, wie und warum die Dinge in dieser Art und Weise ablaufen. Nachfolgend sollen die möglichen Antworten gegeben werden. Sie finden ihre Begründung in den bisher veröffentlichten Forschungsergebnissen der EAV und den der EAV nahestehenden Sachgebieten. Auf das reichhaltige Schrifttum von Dr. *Reinhold Voll*, aber auch auf die Autoren wie *Mehlhardt, Popp, Höllischer, Beisch* sei hier — ohne vollständig zu sein — verwiesen. Aber auch meine eigenen Erfahrungen bei intensiver EAV-Tätigkeit waren Motor der folgenden Gedankengänge und führten zu den nun folgenden Formulierungen, die wir als Axiome, Definitionen und Hypothesen zu verstehen haben.

Das Meßpunkt-System der EAV

Satz 1: Das von Dr. *Reinhold Voll* definierte Akupunktur-Meßpunkt-System verkörpert ein exaktes, zuverlässiges Organbezugssystem. Die Meßergebnisse entsprechen in hohem Maße den erwarteten klinischen Befunden, oder umgekehrt, die vorhandenen klinischen Befunde entsprechen ebenso den Meßergebnissen. Der Therapie-Erfolg ist eine Bestätigung für die Richtigkeit.

Satz 2: Die topographische Lage dieser Meßpunkte ist konstant und genetisch determiniert.

Satz 3: Jeder Akupunkturmeßpunkt zeigt gegenüber dem vom Dermatrongerät erzeugten, definierten, schwachen Meßstrom ein gesetzmäßiges Verhalten, welches wir zur Diagnostik, zur Therapie und auch zum Aufsuchen eines Meßpunktes verwenden können.
Zur Diagnostik verwenden wir einen sog. technischen Gleichstrom. Bei Mittelstellung des Anzeigegeräts liegt dann ca. 1 Volt Spannung an den Elektroden vor, im zu messenden Körper fließt hierbei ein Strom von ca. 8 bis 10 Mikro-Ampère. Die schwachen Therapieströme werden für den Aufbau als Wechsel-Kipp-Schwingungen oder für den Pseudoaufbau als „negativer Sägezahn" und für den Abbau als „positiver Sägezahn" bezeichnet. Näheres hierüber ist in der entsprechenden Literatur nachzulesen.

Satz 4: Das Akupunktur-System unterliegt keiner anatomischen Struktur, es ist vielmehr als physikalisch-energetisches Funktionssystem zu definieren.
Die bisherigen histologischen Untersuchungen einer Akupunkturpunkt-Region brachten keine überzeugenden Funde, die für anatomische Strukturen sprechen. Die hohe Geschwindigkeit der Reaktionsabläufe, das Funktionieren des Medikamententests bzw. seine Reproduzierbarkeit und das gleichzeitige, sofortige Wirken auf verschiedene Meßpunktregionen kann nur physikalischer Natur sein. Daraus ergeben sich für die EAV folgende Hypothesen:

1. Das EAV-System ist im wesentlichen ein organbezogenes Wellenleiter-System, über das — bevorzugt auf Mikrowellen aufmoduliert — elektromagnetische Informationen (Schwingungen) zwischen den zugehörigen Organen (innen) und den auf der Haut gelegenen Akupunkturpunkten (Außenwelt) in beiden Richtungen transportiert werden (*Popp*).
2. Das EAV-System stellt ein kybernetisches System dar, d. h., es unterliegt einer selbständigen Regulierung und Steuerung ineinandergreifender, ineinander vernetzter Abläufe bei minimalem Energieaufwand. Impulsvorgaben bewirken die Selbstregulation, d. h. es kommt zur Auslösung von Wechselwirkungen in Regelkreisen (Definition der Kybernetik nach *Vester*). Der Akupunkturpunkt stellt einen Energiekonzentrationspunkt dar, in dessen Zentrum der maximale Meßstrom-Durchfluß erfolgt.

Das Ausmaß dieses Stromdurchflusses geschieht in Abhängigkeit vom Gesundheits- bzw. Krankheitszustand des zugehörigen Punktbezugssystems. So stellen wir beim EAV-Meßgang fest, daß bei entzündlichen Zuständen ein vermehrter, bei degenerativen Zuständen ein geringerer Stromdurchfluß (I) in den Meßpunkt erfolgt. Es besteht also eine Variabilität des Widerstandes (R).

Satz: Die Entzündung „Itis" ist direkt proportional zum Stromdurchfluß (I) und umgekehrt proportional zum Widerstand (R).
Formelsprache: $I = f(\text{„Itis"}) = f(1/R)$

Die Degeneration „Ose" ist umgekehrtproportional zum Stromdurchfluß und direktproportional zum Widerstand.
Formelsprache: $I = f(1/\text{„Ose"}) = f(R)$

Von besonderer Bedeutung ist im EAV-Arbeitsgang der sog. Zeigerabfall (ZA). Er wird als erstrangiges Alarmzeichen angesehen. Wir deuten diese Erscheinung als Hinweis für das Vorliegen von sog. degenerativen Tendenzen. Das können Zelluntergänge in einem entzündlichen Prozeß sein oder aber es ist erster Hinweis für die Tendenz zum Malignom.

Die so aufgestellten, formelhaften Beziehungen machen die uns in der EAV begegnenden Begriffe wie „partielle Itis", „totale Itis" oder „partielle Ose" oder „totale Ose" leicht verständlich.

Die wichtigste Feststellung beim EAV-Arbeitsgang ist aber die Tatsache, daß für den optimalen Gesundheitswert eine Konstante erreicht wird. Dies gilt sowohl für den augenblicklichen „Ausgleich" der Meßpunkte beim EAV-Arbeitsgang, als auch für das ideale oder optimale Ergebnis am Ende einer oder mehrerer Behandlungsserien. Dieser konstante Norm- oder Ausgleichswert wurde im EAV-Meßsystem in die Mitte einer in 100 Teilstriche eingeteilten Skala gelegt — daher rührt der Begriff des Ausgleichs auf 50.

Arzneimittel nach Maß

Für das weitere Verständnis der EAV und der aufgeführten Hypothesen ist nun die Erörterung der Medikamententestung erforderlich.

Wie eingangs schon erwähnt, kommt in erster Linie das potenzierte Arzneimittel zum Einsatz. Es sei an dieser Stelle nochmals darauf hingewiesen, daß der Medikamententest auch mit anderen, nichtpotenzierten Substanzen funktioniert. Die im wesentlichen verwendeten, potenzierten Arzneimittel sind

1. homöopathische Einzel- oder Komplexmittel. Sie unterliegen dem Simile-Prinzip.
2. Nosoden oder in weiterem Sinne potenzierte Chemikalien, Allergene und dgl. mehr. Sie unterliegen dem isopathischen Prinzip.
3. Organpräparate (vorwiegend Präparate der Firma Wala), deren Wirkung als organotrop angesehen wird, d. h., sie dämpfen oder beruhigen das entzündete Organ oder regen das degenerativ belastete Organ im Sinne eines Aufbaus an.

Der beim Medikamententest der EAV vollzogene Meßvorgang mit den nachfolgenden, erstaunlichen und häufigen Behandlungserfolgen an unseren Patienten führt bei konsequenter Logik zum Verständnis und Beweis des homöopathischen Wirkprinzips. Hierbei gelangen wir auch zu einem neuen Verständnis für den Ablauf pathologischer Prozesse des Lebendigen. Bei der Durchführung des Medikamententests stellen wir folgende Fakten fest: Ein in den Meßkreis eingebrachtes potenziertes Arzneimittel bewirkt, „wenn es paßt", an einem oder mehreren EAV-Meßpunkten eine signifikante, sofort auftretende Meßwertveränderung in Richtung Normwert (50) der oben beschriebenen Anzeigeskala des EAV-Dermatrons. Kommt ein „nichtpassendes" Arzneimittel hinzu, verändert sich der Meßwert wieder in entgegengesetzter Richtung. Die Entfernung der Arzneimittel aus dem System stellt nach einer kurzen Zeitspanne die jeweilige Ursprungssituation wieder her — der Prozeß ist also reproduzierbar. Der vollständige Ausgleich auf 50 kann an einem oder mehreren Meßpunkten auf die folgende Weise erreicht werden:

1. durch die Anwendung der optimalen Potenz eines Arzneimittels,
2. durch die Anwendung mehrerer Arzneimittel in der jeweils optimalen Potenz. In der Regel sind zum optimalen Ausgleich Kombinationen aller beteiligten, potenzierten Arzneimittelgruppen, wie sie oben aufgeführt wurden, beim Medikamententest einzusetzen.

Der Ausgleich eines Funktionskreises der EAV ist dann optimal erreicht, wenn der oder die zugehörigen EAV-Meßpunkte über längere Zeit den Wert 50 bei nachfolgender Meßwertkontrolle während eines Testarbeitsganges beibehalten. Das Behandlungsziel eines Medikamententests besteht darin, möglichst viele solcher Regelkreise auf den definierten Normwert zu bringen.
Die Erfahrung zeigt, daß diese Situation am besten durch eine sinnvolle Kombination der Arzneimittelgruppen erreicht wird. Es gilt hierbei folgendes Grundprinzip:

1. Heraustesten der kausal in Frage kommenden Nosoden bzw. potenzierten, toxischen Substanzen. Hier können verständlicherweise viele verschiedene erforderlich sein.

2. Heraustesten eines homöopathischen Arzneimittels, welches als Begleit-, Lymph- oder Ausleitmittel verstanden wird. Die Auswahl dieser homöopathischen Begleitmittel erfolgt nach dem Simile-Prinzip oder nach der „bewährten Indikation".
3. Einsatz des zugehörigen Organpräparates.

Besondere Arzneimittelkombinationen sind beim Einsatz der sog. Degenerationsnosoden erforderlich. Grundprinzip: Degenerationsnosode + antidegeneratives, homöopathisches Einzel- oder Komplexmittel + antidegeneratives, homöopathisches Viscumpräparat + Chinone + Organpräparat (in der Regel in tiefer Potenz beginnend).

Für die EAV gilt aber auch die Erkenntnis, daß ein Ausgleich aller Punkte auf 50 noch keinen Heilerfolg garantiert. Schematisches Handeln allein genügt nicht. Das homöopathische Gedankengut muß — nun meßbar geworden — in den Testgang einfließen. Der Schlüssel zur Lösung eines schwierigen Problems ist nach meiner Erfahrung der primäre Einsatz des Similimum, also jenes homöopathischen Einzelmittels, das den ganzen Menschen mit dem entsprechenden Arzneimittelbild erfaßt. Es ist das Mittel der Konstitution oder das Mittel der Diathese des zu behandelnden Individuums. Ich gewinne zunehmend den Eindruck, daß dieses Mittel wie ein Katalysator wirkt. Es sensibilisiert unser Regelkreissystem für die kausalen Schwerpunkte einer Störung. Es ist erstaunlich, festzustellen, daß nur wenige Tropfen oder Globuli eines solchen Medikaments vor allem an jenen Funktionskreisen des EAV-Systems starke Meßwertverbesserungen bewirken, deren Strukturen im gesamten Körper vertreten sind. Ich verwende in erster Linie das Nervendegenerationsgefäß, den Kreislauf- und den 3 E-Meridian, d. h. es sind weniger die organbezogenen Systeme. Aber auch an diesen ist in der Regel eine deutliche Meßwertverbesserung zu beobachten.

Schmerz-Auslösch-Phänomen

Die bislang erfolgte Aufzählung von Fakten wäre nicht vollständig ohne die Erörterung einiger besonderer Beobachtungen beim Ablauf des Testganges. Da ist einmal das sofortige Eintreten des „Schmerz-Auslösch-Phänomens" am sonst schmerzhaften, gestörten Meßpunkt. Nach Einsetzen eines passenden Arzneimittels, spätestens nach Erreichen des Wertes 50, ist der Schmerz bei der Griffelabtastung des Akupunkturpunktes praktisch verschwunden. Diese Erscheinung ist ein wichtiger Hinweis für eine gute Testung. Die Verwendung einer nicht gut passenden Arznei, z. B. einer nicht passenden Nosode oder sogar die falsche Potenz eines Organpräparates lassen die Schmerzhaftigkeit sofort wieder auftreten. So verwende ich diese Erscheinung z. B. in der Feinabstimmung eines Organpräparates. Es kann bei einer „itis"-Situation die erwartungsgemäß eingesetzte hohe Organpotenz den Schmerz wieder auslösen, der Einsatz der Tiefpotenz hingegen die Schmerzfreiheit erreichen. Hier ist die D-Reihe anzuwenden. Umgekehrt kann Entsprechendes beim Zeigerabfall bzw. bei der Degenerationssituation erfolgen. Ich deute diese Vorgänge als Folge eines vorherrschenden Zellunterganges in der „itis"-Phase bzw. im umgekehrten Fall ein Vorherrschen entzündlicher Vorgänge in einem gleichzeitig bestehenden Degenerationsgeschehen. So gilt für meinen Medikamententest nicht nur der Ausgleich auf 50, sondern auch die Aufhebung des Schmerzes am Meßpunkt als konsequentes Testziel. Außerdem begegnet man immer wieder Fällen, bei denen Organstörungen klinisch bekannt sind, die zugehörigen Meßwerte aber nur wenig aussagen, jedoch der Schmerz am Meßpunkt auffallend groß ist. Hier ist die Schmerzauslöschung eine wertvolle Hilfe bei der Behandlung. Eine andere Beobachtung, die das Herausfinden der optimalen Potenz erleichtert, ist die beim Medikamententest sich zeigende, sofortige Meßwertverbesserung nach der Entfernung einer oder mehrerer Tiefpotenzen desselben Arzneimittels. Der ursprüngliche Meßwert hatte sich zwar gebessert, aber ein Ausgleich oder eine Weiterverbesserung will nicht gelingen. Nach der plötzlichen Entfernung von z. B. 4 Ampullen D 3 und *sofortiger* Nachmessung mit dem Meßgriffel tritt eine sofortige, gewisse kurze Zeit anhaltende Wertverbesserung ein, oft wird kurzfristig der Wert 50 erreicht. Das ist sicherer Hinweis, daß es von diesem Arzneimittel eine optimale höhere Potenzstufe, z. B. D 6, D 12 oder D 30 gibt, die dann eventuell sogar den Wert 50 bringt. Derselbe Effekt tritt umgekehrt bei zu hohen Potenzen ein. Man wird dann mit tieferen Potenzen des Arzneimittels ausgleichen können. Ich möchte dieses Phänomen als „Nachhall-Effekt" bezeichnen. Es handelt sich hier um einen Hinweis für den Schwingungs- oder Wellencharakter der zugrundeliegenden Gesetzmäßigkeiten.

Die Interpretation der Potenzhöhe eines Arzneimittels richtet sich nach den einzelnen Arzneimittelgruppierungen.

Für die homöopathischen Arzneimittel gilt folgendes Grundprinzip: Tiefpotenzen von $\emptyset$ bis etwa D 8, D 12 sind organotrop, d.h., sie sind in ihrer Wirkung primär auf das Organ gerichtet; erst allmählich wird über den funktionellen Bereich der geistig-seelische Bereich eines Individuums erreicht. So ist verständlich, daß nach einer gewissen Einnahmezeit sog. Geist-Symptome des Arzneimittelbildes auftreten können. Die Tiefpotenzen werden in der Regel 2 bis 3mal täglich gegeben. Die mittelhohen Potenzen um D 30 sind funktiotrop, d. h. ihre Wirkung ist auf den funktionellen Bereich gerichtet und wirkt von dort sowohl organotrop wie personotrop. Die Verabreichung einer Gabe erfolgt, je nach Art des homöopathischen Arzneimittels, einmal täglich oder 1- bis 2- bis 3mal pro Woche.

Die hohen Potenzen sind personotrop, d. h., sie erreichen primär den Geist-Seele-Bereich und erst ganz spät das Organ. Sie haben lange Wirkzeit und werden in der Regel in drei Einzelgaben im Abstand von je 3 bis 4 Wochen verabreicht. Die Übergänge zwischen diesen drei Potenzgruppen sind natürlich fließend.

Eine Erkenntnis soll hieraus aber auch für die Durchführung der Mesenchymreaktivierungs-Behandlung mit den sogenannten Potenz- oder KuF-Reihen* abgeleitet werden. Während die ersten vier bis fünf tiefpotenzigen Spritzenkombi-

---

* KuF-Reihen = Hersteller: Staufen-Pharma.

nationen in kurzen Abständen verabreicht werden sollen, z. B. alle 4 bis 5 Tage, empfiehlt es sich, bei den nachfolgenden Injektionen die Abstände zwischen den Spritzen größer werden zu lassen. Ich zähle ab der fünften Injektion bei jeder folgenden Spritze 2 bis 3 Tage hinzu. Die sehr guten Meßwertvergleiche während einer Behandlungsserie oder einige Wochen nach Abschluß der Behandlung geben in objektiver Weise dieser Verfahrensart Recht.

Für die Nosoden, Chemotoxine, Allergene und ähnliche Substanzen gilt folgender Grundsatz: je tiefer die Potenz oder je mehr Tiefpotenzen zum Ausgleich nötig sind, umso intensiver ist die Belastung bzw. Störung oder Entzündung. Auf die besondere Bedeutung bei der Herdtestung sei in diesem Zusammenhang verwiesen. Die erforderliche Potenzhöhe gibt aber auch einen Hinweis auf die inzwischen verstrichene Zeit seit der Kontamination. Es gilt folgende *Regel:* Liegt die Kontamination oder auch Infektion längere Zeit zurück, so werden meist höhere Potenzen benötigt. Dennoch können im individuellen Fall trotz lange zurückliegender Zeit noch starke Belastungen festgestellt werden, so daß tiefe Potenzen zum Ausgleich erforderlich sind.

Der Anstieg der Nosodenpotenz im Verlauf von Behandlungen oder mehrerer Nachtestungen zeigt das Verschwinden oder Ausheilen einer Krankheit. Das gilt in ganz besonderem Maße für die Degenerationsnosoden und für die Allergene. Für die potenzierten Organpräparate, wie sie von der Firma Wala hergestellt werden, sei auf die von Dr. *Reinhold Voll* verfaßte Schrift „Die Anwendung der potenzierten Organpräparate in der Elektroakupunktur-Diagnostik nach Voll (EAV) und in der Medikamenttestung (MT)" verwiesen.

Elektromagnetische Schwingungen als übertragbare Arzneimittelwirkung

Wir sind inzwischen schon sehr tief in die Materie der EAV eingedrungen und haben die wesentlichen Elemente kennengelernt. Ein Schlüsselerlebnis zum weiteren Verständnis ist jedoch die Tatsache, daß ein Arzneimittel nicht unmittelbar an den Meßkreis gebracht werden muß, sondern daß die von ihm ausgehende Wirkung gleichsam drahtlos auf das EAV-Meßsystem übertragen werden kann. Man verwendet hierzu den von *Rasche/Morell* entwickelten Sender, auf dessen elektromagnetische, hochfrequente Basiswelle die von einem Arzneimittel ausgehende Wirkung aufmoduliert wird. Die von einem potenzierten Arzneimittel ausgehende Wirkung kann somit nur elektromagnetischer Natur sein. Die erneute Trennung dieser Medikamentenfrequenz erfolgt dann wieder in einem Empfänger, der an das EAV-System angeschlossen ist. Die Leistung oder Reichweite dieses Senders beträgt ca. 20 bis 30 m. Wir erhalten so dieselben Meßwertveränderungen wie beim direkten Einbringen der Arzneimittel. Noch deutlicher vermittelt das von der Firma Pitterling entwickelte „Modul" dieses Erlebnis, welches über Induktion ohne Fremdenergie eines Senders die Eigenschwingung des Arzneimittels aufnimmt und an das Partnermodul, welches an das EAV-Meßgerät angeschlossen ist, über 2 m Entfernung sendet. Der sorgfältige, aufmerksame Tester beobachtet auch, daß schon bei Annäherung eines Arzneimittels auf ca. 10 cm und weniger an den Patienten oder die Meßwabe das System zu reagieren beginnt.

Diese physikalischen Gesetzmäßigkeiten führen zu wissenschaftlich unwiderlegbaren Grunderkenntnissen über die von Arzneimitteln ausgehenden Wirkungen. Sie sollen in folgenden Sätzen zusammengefaßt werden:

1. Das nach den Regeln der Homöopathie hergestellte potenzierte verschüttelte Arzneimittel wirkt aufgrund seiner von ihm abgestrahlten elektromagnetischen hochfrequenten Schwingung.

Da diese physikalischen Wirkungen auch von Hochpotenzen, d. h. von Verdünnungsgraden, die jenseits der *Loschmidt*schen Zahl 10^{-23}* liegen, ausgehen, kann die Wirkung einer homöopathischen Arznei nicht an Materie gebunden sein. Daraus folgt:

2. Das homöopathische Arzneimittel wirkt mit zunehmendem Potenzierungsgrad nicht aufgrund seiner molekularen Gewichtsanteile oder seiner Galenik, sondern durch eine abgestrahlte hochfrequente elektromagnetische Schwingung.

Man kann somit auch anders formulieren: das homöopathische Arzneimittel stellt einen extrem schwachen, hochfrequenten Sender dar, dessen Reichweite ca. 10 cm (nachgewiesenermaßen) beträgt. Diese Intensität ist so schwach, daß — auf das menschliche Auge übertragen — dieses in der Lage sein müßte, ein Glühwürmchen in 10 km Entfernung leuchten zu sehen. Wie kann nun ein so schwacher Sender therapeutisch wirksam sein? Die Erklärung dafür ist denkbar einfach und wird verständlich durch die Verhältnismäßigkeit der Größenordnung. Dieser hochfrequente Sender von 10 cm Reichweite mit seiner sehr kurzen Wellenlänge stimmt in der Größenordnung mit den Ausmaßen der Zelle überein. Die Relationen entsprechen jetzt den Verhältnissen eines terrestrischen Radiosenders und seiner weitentfernten Empfängerstation.

Nun wissen wir, daß im EAV-Testgang Arzneimittel passen, andere passen nicht. Auch hier finden wir die Entsprechungen zum terrestrischen Senderwesen, nur sucht nicht der Empfänger seinen gewünschten Sender, sondern der Empfänger ist bereit, die jeweils ihn suchenden Sender mit ihren passenden Programmen aufzunehmen.

Daraus folgt

3. Das homöopathische Arzneimittel gibt eine extrem schwache elektromagnetische Schwingung ab, dessen Schwingungsbild oder -muster und dessen Schwingungsfrequenz durch die Art der Ausgangs- oder Ursubstanz mit dem dazugehörigen Arzneimittelbild und durch dessen Potenzierungsgrad bestimmt ist.

Da aber auch nichtpotenzierte Arzneimittel oder Substanzen im EAV-Testgang

---

* *Loschmidt*sche Zahl: $6{,}02252 \cdot 10^{23} \cdot mol^{-1}$

meßbar sind, muß daraus geschlossen werden, daß eben jede Materie eine schwache elektromagnetische Schwingung abgibt, die auf biologische Systeme Auswirkungen hat. Nur so ist verständlich, daß wir beispielsweise ein Nahrungsmittel als Naturprodukt am Allergiegefäß hinsichtlich seiner Allergenqualität testen können. In diesem Zusammenhang muß aber auch auf das Potenzproblem im besonderen eingegangen werden. Tiefe Potenzen haben ja noch mehr oder weniger hohe Anteile an Materie, so daß der Schluß nahe liegt, von solchen Konzentrationen müsse noch eine molekulare Wirkung ausgehen. Dies ist sicher richtig. So bietet sich uns hier auch die Möglichkeit einer milden Substitution an. Will man eine Substitution erreichen, sollte man das getestete Medikament nicht über die D 8 hinaus und möglichst in häufigen, täglichen Gaben verabreichen. Ich denke hier an die hormonelle Substitution oder an die Verabreichung des potenzierten Interferons. Wir müssen uns darüber im klaren sein, daß wir bei Überschreiten der Potenz D 8 dazu übergehen, eine Eliminierung der Substanz zu bewirken. Wir nutzen diese Tatsache, wenn wir Noxen eliminieren wollen. Deshalb lassen wir die Potenzen ja in unseren KuF-Reihen allmählich ansteigen. Erinnern wir uns an die *Arndt-Schulz*sche Regel: Hohe Dosen hemmen, geringe bzw. feinste Dosen regen an, höchste Konzentrationen sind jedoch toxisch und zerstörend.

Aber auch die Tiefpotenzen bis hin zur Urtinktur haben ihre selektive Kenn-Schwingung und können über das EAV-System maßgerecht erfaßt werden. Unser biologisches System ist also in der Lage, sich gegenüber den Arzneimitteln selektiv zu verhalten.

So gilt

4. Die in den Meßstromkreis eingebrachten potenzierten Arzneimittel unterliegen einer arzneimittelbezogenen Selektivität, die dem homöopathischen Simileprinzip bzw. dem Isopathie-Prinzip entspricht.

Die EAV beweist über die Meßbarkeit homöopathischer Medikamente das Simileprinzip. Zwei Wege führen zum gleichen Ergebnis (wir messen dabei Punkte des 3E, Kreislauf und der Nervendegeneration). Der eine Weg geht von einer umfangreichen Repertorisation aus, deren Gedankengänge zu einem Arzneimittel oder einer engeren Auswahl von Arzneimitteln führen. Wir werden aus diesen Arzneimitteln, wenn unsere subjektive Repertorisation stimmt, das eine optimale Mittel durch den Medikamententest herausfinden.

Der viel interessantere, beweiskräftigere Weg ist der rein physikalische, indem wir mit unserem *Rasche-Morell*-Sender oder dem Pitterling-Modul aus einer breiten Palette nebeneinander liegender, hochpotenziger, homöopathischer Arzneimittel einige wenige herausmessen. Aus den so gefundenen Arzneimitteln wird nun noch eine Feinauswahl herausgetestet, indem jenes Arzneimittel mit der stärksten Meßwertverbesserung herausgetestet wird. Bei annähernder Gleichwertigkeit zweier Arzneimittel bewirkt das stärkere mit weniger Globuli oder Tropfen die Meßwertverbesserung.

Wenn wir jetzt mit unserer Testperson das zu diesem Arzneimittel gehörige Arzneimittelbild erörtern, so erleben wir eine verblüffende, faszinierende Übereinstimmung mit den körperlich-geistig-seelischen Symptomen. Der Patient erkennt sich in hohem Maße in dem vorgetragenen Arzneimittelbild. Die „Totalität der Symptome" unseres Simile ist erfüllt!

Wir haben hier versucht, physikalische Formulierungen für das Simile-Prinzip aufzustellen. Erinnern wir uns an *Hahnemanns* „Similia similibus currentur", dessen definitive Formulierung lautet, daß jenes Arzneimittel, welches in starker, eventuell toxischer Dosierung (Ausgangs- oder Ursubstanz) verabreicht, eine Symptomatik auszulösen imstande ist, auch in der Lage ist, eine natürliche Krankheit mit der gleichen oder möglichst ähnlichen Symptomatik auszuheilen, wenn dieses Mittel in der geringeren bzw. homöopathischen Dosis verabreicht wird. Mit der Verabreichung potenzierter Arzneimittel bewirken wir also eine Umkehrung des entsprechenden Arzneimittelbildes, d. h., wir bewirken eine Auslöschung der Symptomatik. Es wird noch Aufgabe sein, eine physikalische Erklärung bzw. Formulierung für diesen Vorgang zu finden. Zunächst müssen wir uns jedoch mit den physikalischen Vorgängen befassen, um zu einem Verständnis der Wirkmechanismen zu gelangen. Wir stellen fest, daß wir es mit der elektromagnetischen Wellenphysik zu tun haben. Wir stecken mitten in der Physik der elektromagnetischen Schwingungskreise bzw. der Oszillationsvorgänge. Hierbei kommen wir zwangsläufig zu einer neuen Dimension des Krankheitsverständnisses. Wir erkennen die primären Kausalzusammenhänge. Die Zelle in der Tiefe des Organismus besitzt ihren Schwingungskreis; der im EAV-System mit der Hilfsgröße Meridian oder Gefäß bezeichnete Teil ist der Vermittler, Leiter oder Überbrücker zum oberflächlich gelegenen Akupunktur-Meßpunkt. Der über das EAV-Gerät aufgenommene Schwingungskreis des Arzneimittels ist der Oszilla-

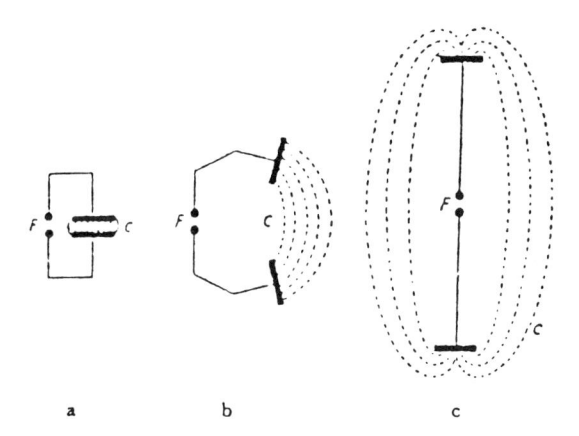

Abb. 4: Übergang vom einfachen Schwingungskreis aus Kondensator und Funkenstrecke (a) zum elektrischen Dipol (c).

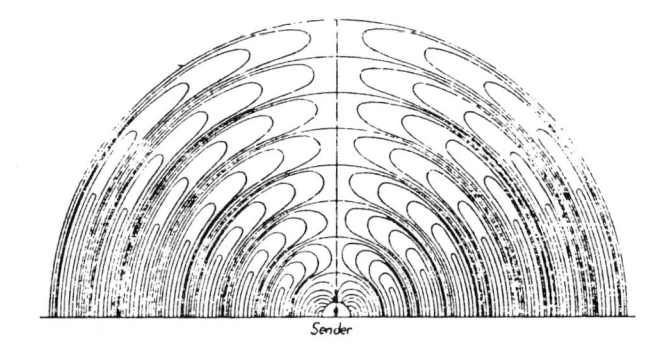

Momentbild des elektrischen Feldes in der Umgebung eines schwingenden Dipols (Achsenschnitt) über einem gut leitenden Teil der Erdoberfläche.

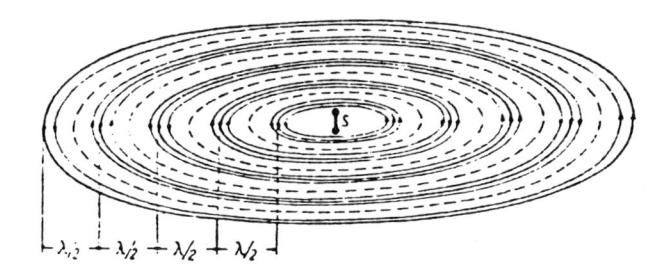

Momentbild des magnetischen Feldes i. d. Umgebung eines schwingenden Dipols.

Abb. 5

tor, der sich mit dem Schwingungskreis der Zelle in Resonanz befindet, wenn über den Meßgriffel im Meßpunkt gemessen wird. Die Verhältnisse können natürlich auch umgekehrt gesehen werden. Die Zellen bzw. Zellbausteine wie DNA, RNS, die Mitochondrien und dgl. sind Oszillator und befinden sich in Resonanz mit dem Schwingungskreis des Arzneimittels.

Wir können zu Recht annehmen, daß wir es auf beiden Seiten mit elektrisch schwingenden Mikrodipolen zu tun haben, die wegen ihrer besonders kleinen Kapazität und Selbstinduktion sehr hohe und allerdings auch sehr schwache Frequenzen liefern. Diese Dipole schwingen übrigens nicht nur mit ihrer Grundschwingung, sondern sie können auch zu sog. Oberschwingungen angeregt werden. Es ist vorstellbar, daß die Potenzierung hierbei eine Rolle spielt.

Der Dipol wiederum ist aber nichts anderes als ein sog. *Hertz*scher Oszillator, ein aus Selbstinduktion und Kapazität bestehender Schwingungskreis.
Dieser Dipol erzeugt eine *elektromagnetische Raumwelle*, also ein dreidimensionales Gebilde. Die physikalische Formulierung lautet: Ein schwingender Dipol strahlt Energie in Form eines sich nach allen Seiten mit Lichtgeschwindigkeit ausbreitenden elektromagnetischen Feldes an seine Umgebung ab. Dabei stehen die Vektoren der elektrischen und der magnetischen Feldstärke stets aufeinander und auf der Ausbreitungsrichtung senkrecht.

In der Praxis wird es sich in einem lebenden System einerseits und bei der Vielfalt der miteinander gemessenen Arzneimittel andererseits um zusammengesetzte Wellen bzw. Schwingungen handeln, d. h., es kommt gemäß den Gesetzen der Wellenphysik zu Interferenzerscheinungen. Durch Überlagerung aller Ausgangsschwingungen entsteht eine resultierende, räumliche Welle. Auf unsere EAV-Praxis übertragen, entspricht das dem Zustand am Ende eines Test-Arbeitsganges. Alle Meßpunkte sind auf 50 aufgrund der Summe aller in der Wabe befindlichen Arzneimittel ausgeglichen; ein Potenzakkord erzeugt einen Schwingungsakkord. Für die EAV folgt daraus

5. Das Zellsystem bzw. das oben definierte Regelkreissystem bildet den zugehörigen Resonanzboden für potenzierte Arzneimittel. Dieser Resonanzboden entspricht der augenblicklichen pathologischen Situation.

Aber welche Vorgänge spielen sich auf diesem Resonanzboden ab? Hier fragen wir nach dem physikalischen Aspekt einer Krankheit und kommen zu dem hypothetischen Schluß: Krankheit erzeugt ebenfalls ein elektromagnetisches Schwingungsbild, dessen Quelle die Zelle ist. Der zelluläre Störsender verkörpert quasi die Krankheit des Mikrokosmos. Aus der Summation entsteht so eine Störschwingung, durch die nicht nur die einzelne Zelle, sondern in zunehmendem Maße unsere Funktions- bzw. Regelkreise gestört werden. Das Ausmaß einer Krankheit ist primär abhängig von der Zahl der gestörten Zellen, sekundär von der Zahl der betroffenen Regelkreise. Geht man davon aus, daß solche Systeme noch mit störanfälligen Kompensationsmechanismen ausgestattet sind, so ist das Ausmaß der Krankheit zusätzlich von der Erschöpflichkeit dieser Kompensationsfähigkeiten abhängig. Das gesunde lebende System befindet sich in entsprechend normalem Schwingungszustand. Erst durch das Hinzukommen der plurivalenten Noxen bauen sich pathologische Störschwingungen auf. Wie wir aus Erfahrung wissen, können verschiedene Noxen den gleichen Regelkreis stören und gleiche Symptome auslösen, oder die gleiche Noxe kann verschiedene Regelkreise stören und zu einer vielfältigen Symptomatik führen.
Hypothetische Schlußfolgerung: Die Inkorporation einer Noxe ist in der Lage, in einem lebenden System Störschwingungen zu erzeugen. Dabei ist denkbar, daß jede Noxe selbst als elektromagnetisch schwingendes Agens oder aber aufgrund ihrer toxischen Spezifität in der Lage ist, eine Veränderung oder Beeinflussung im mikrokosmischen System zu bewirken, die zur Erzeugung einer elektromagnetischen Störschwingung führt. Auf diese Art kann eine Noxe in unserem

Zell-Regelkreissystem eine für sie spezifische Markierung hinterlassen, durch welche ein dauerhafter, pathologischer Störsender unterhalten wird. Erinnern wir uns des *Voll*schen Ausrufs: „Der Körper vergißt nichts!" Das Hinterlassen einer solchen Markierung kann als Memory-Phänomen oder Memory-Markierung bezeichnet werden. Begriffe wie Störfeld oder Herd erscheinen bei einer solchen Betrachtungsweise als physikalisch definiertes, pathologisches Geschehen; wir können sie als Störsender oder als störende, elektromagnetische Frequenz mit Fernwirkung auffassen. Der praktische Beweis für das Bestehen einer Memory-Markierung soll anhand von zwei Fällen geschildert werden.

Fall 1: Vor einigen Jahren behandelte ich eine 79 Jahre alte Frau, die mit 15 Jahren an einer schweren Shigellenruhr erkrankt war. Es ging damals auf Leben und Tod. In all den folgenden Jahrzehnten klagte sie ständig über zahlreiche Beschwerden von seiten des Verdauungstraktes. Jede Krankheit schlug ihr auf den Darm. Im EAV-Test waren zahlreiche Meßpunkte des Darmsystems pathologisch belastet. Nach Einbringung der Ruhr-Nosode Shiga Kruse in D 30 waren diese Meßpunkte fast alle ausgeglichen. Nach Abschluß der so erarbeiteten Therapie teilte mir die Patientin mit, daß sie seither völlig beschwerdefrei sei.

Fall 2: Ein 60jähriger Mann erkrankt seit vielen Jahren immer wieder an schweren Magen-Ulzera mit Blutungen. Im zweiten Weltkrieg machte er ein Wolhynisches Fieber durch. Nach Einsatz der Nosode Wolhynisches Fieber konnten die stark belasteten Meßpunkte für Magen und Dünndarm sofort völlig ausgeglichen werden. Seit der EAV-Behandlung waren die Magenbeschwerden verschwunden.

Schlußfolgerung

Diese Jahrzehnte zurückliegenden Infektionskrankheiten haben bei den betroffenen Individuen eine Markierung hinterlassen, die eine ständige Störschwingung in bestimmten Organen bzw. Regelkreisen unterhalten haben. Alle schulgerechten, diagnostischen und therapeutischen Verfahren konnten diesen Patienten nicht helfen. Erst die adäquate, auf physikalischer Gesetzmäßigkeit basierende EAV-Behandlung deckte die Ursache dieser chronischen Erkrankungen auf.
Unter Würdigung der bisher erfolgten Gedankengänge kann eine physikalische Formulierung für die Krankheit und deren Diagnostik und Behandlung über das EAV-System definiert werden.

6. Die von einem oder mehreren potenzierten Arzneimitteln ausgehenden elektromagnetischen Wellen sind in der Lage, die im Organismus bestehenden Krankheiten bzw. deren Störschwingungen zu beseitigen bzw. zu löschen. Es ist dabei denkbar, daß Resonanz-, Interferenz- und Oszillationsvorgänge wirksam sind.

Das diagnostisch-therapeutische System der EAV ist somit ein physikalisches Behandlungsprinzip, das zur Ausleitung oder Ausheilung eines Krankheitsprozesses führt. Grundvoraussetzung für das Funktionieren dieses Behandlungsprinzips ist allerdings, daß die bestehenden Regelkreise in ihrer Funktion nicht irreversibel geschädigt oder gestört sind. Diese Blockaden stellen einen limitierenden Faktor unseres Behandlungsprinzips dar. Das Aufbrechen einer solchen Blockade ist ein schwieriger und langwieriger Prozeß. Wir erleben es in der Praxis beim Versuch, eine seit Jahren bestehende PCP oder ein altes Asthma bronchiale zu behandeln. Vermutlich spielen hier die seit Jahren verabreichten suppressiven Medikamente eine Rolle.

Nach den bisherigen Erörterungen, deren Ergebnisse durch die EAV praktisch nachvollzogen werden können, bleibt uns noch eine wichtige Frage offen. Woher nimmt das potenzierte Arzneimittel seine Energie, um konstant als Sender eine ultraschwache, elektromagnetische Frequenz abzustrahlen? Es wird festgestellt, daß ein potenziertes Arzneimittel noch nach Jahren im EAV-Testgang die gleiche Wertigkeit besitzt. Sicher spielt der Verschüttlungsvorgang bei der Herstellung der ansteigenden Potenzen eine wichtige Rolle. Beim Verschütteln werden ja Elektronen im Magnetfeld der Erde bewegt, doch ist anzunehmen, daß der Verschüttlungsvorgang beim Potenzierungsschritt von besonderer Bedeutung ist für die Mitnahme des Arzneimittelbildes. *Popp* spricht von der Memory-Funktion der Trägerflüssigkeit (Weingeist oder physiologische Kochsalzlösung). Diese Vorstellung ist vor allem wichtig für das Verständnis der Hochpotenz, denn jenseits der Größenordnung der *Loschmidt*schen Zahl 10^{-23} sind in der Verschüttelung keine Moleküle mehr vorhanden. Dennoch behalten die Hochpotenzen die dem „Simile" zugeordnete Selektivität im Medikamententest.

Das Verschütteln allein kann aber nicht die einzige Energiequelle sein; denkbar wäre auch die *Braun*sche Molekularbewegung, die ja bekanntlich in Flüssigkeiten ständig für molekulare Bewegungen sorgt. Naheliegend ist aber auch, daß durch das konstant vorhandene, sogenannte kosmische, elektromagnetische Rauschen eine konstante Anregung zum Mitschwingen der Arzneimittel erfolgt. Der Vorgang des so ständig angeregten Senders ist vergleichbar mit dem Anschlagen einer Glocke, die ihre Eigenschwingung ja auch unabhängig von der Art des Anschlages ausführt. Sie schwingt auch noch, wenn der Klöppel zur Ruhe gekommen ist.

Es wird Aufgabe hochkarätiger Physiker sein, die letzten Beweise für das Wirkprinzip der Homöopathie zu liefern, denn wir bewegen uns hier ohne Zweifel auf der Ebene des Elektrons oder der atomaren Bausteine.

Rückblicke

Dem EAV-Arzt, vor allem aber den Kritikern der EAV, sei die Lektüre des von *Peter Tompkins* und *Christopher Bird* verfaßten Buches (Fischer-Taschenbuch) „Das geheime Leben der Pflanzen" empfohlen. Hier wird über Experimente, Entdeckungen, Hypothesen und Fakten berichtet, die bereits in die Anfänge unseres Jahrhunderts datieren, die dann aber wieder in Vergessenheit gerieten. Die für unser EAV-Prinzip relevanten Zusammenhänge sollen hier nur kurz gestreift werden.

Der Ingenieur *Georges Lachowskij* verfocht schon in den zwanziger Jahren die These, daß Zellen elektromagnetische Strahler seien, die — wie Funkgeräte — Hochfrequenzwellen empfangen und aussenden. Er bezeichnete die Zellen als mikroskopische Schwingungskreise und glaubte, daß die Energie für diese Zelloszillation aus der kosmischen Strahlung „abgezweigt" werde. Er veröffentlichte 1925 sein Buch „Le Secret de la Vie", in welchem er seine Experimente beschrieb, die seine Ideen untermauerten. Er schloß aus diesen Experimenten, daß Krankheiten einen Strahlungskrieg zwischen gesunden Zellen und der strahlenden Krankheitsnoxe (Bakterien, Viren usw.) darstellen. Er konstruierte auch einen Oszillator, den er Multi Wellen Oszillator nannte und den er mit großem Erfolg therapeutisch einsetzte. Trotz der erstaunlichen Heilerfolge geriet die Methode nach seinem Tode 1943 wieder in Vergessenheit.

Unabhängig von diesen Forschungen beobachtete Professor *Otto Rahn*, Bakteriologe an der Cornell-Universität, daß Hefezellen zugrunde gingen, wenn erkrankte Mitarbeiter mit ihnen gearbeitet hatten. Er konnte sogar nachweisen, daß von sich erneuernden Geweben der Hornhaut des Auges, von den meisten Wunden und von Krebsgeschwüren eine Strahlung ausging. Er nannte diese Entdeckung „unsichtbare Strahlungen von Organismen".

Der Arzt *Georg Washington Crile*, Gründer der Cleveland Clinic Foundation, veröffentlichte 1936 die Schrift „Die Erscheinungen des Lebens: eine radioelektrische Interpretation". Auch er lieferte Beweise, daß der lebende Organismus für die Erzeugung, Speicherung und Nutzung von elektrischer Energie eingerichtet ist. Nach seiner Auffassung sind die Quellen dieser Energie ultramikroskopische Aggregate im Protoplasma, die er „Radiogene" nannte. Er war der Auffassung, daß es für zukünftige Radio-Diagnostiker möglich sein würde, eine Erkrankung schon zu erkennen, noch bevor dafür äußere Symptome erkennbar wären. Professor *Rahn* und *Crile* wurden aber von den Kollegen nur ignoriert und ausgelacht. Die Forscher *F. S. C. Northrop* und der Arzt *H. S. Burr* waren der Ansicht, daß elektrische Felder hinter der Organisation von lebenden Systemen stehen und daß diese elektrischen Felder — sie nannten sie „Lebensfelder" — sich bereits bei der Änderung eines einzigen Gens im Chromosomensatz ebenfalls tiefgreifend ändern konnten. Auch die Forscher *S. P. Schchurin* und Kollegen in der UdSSR konnten herausfinden, daß Zellen Informationen austauschen, indem sie ihre Botschaften in Form einer speziellen elektromagnetischen Strahlung verschlüsseln. Sie konnten experimentell nachweisen, daß es für eine gesunde Zellkultur ebenso gefährlich war, der Strahlung von kranken Zellkulturen ausgesetzt zu sein. Auch die von *Kirlian* angewandte Hochfrequenz-Fotografie mit den bekannten sogenannten Lumineszenzen finden hier ihre physikalische Erklärung.

Dies führte schließlich dazu, daß *Gurwitsch* in den dreißiger Jahren die Behauptung aufstellte, alle lebenden Zellen produzieren eine unsichtbare Strahlung, und 1968 gaben Dr. *W. Injuschin*, Dr. *V. Grischtschenko*, Dr. *N. Worobew*, Dr. *N. Schuiskij*, Dr. *N. Fedorowa* und Dr. *F. Gibadulin* ein Ergebnis ihrer Forschungsarbeiten bekannt: Alle lebenden Wesen, Pflanzen, Tiere und Menschen haben nicht nur einen physischen Körper, der aus Atomen und Molekülen besteht, sondern auch einen Gegenstück-Energiekörper. Sie nannten ihn den „biologischen Plasmakörper".

Wir sehen, daß auch in früherer Zeit trotz einfacher, technischer Möglichkeiten physikalische Gesetzmäßigkeiten als Bestandteil des Lebendigen entdeckt wurden. Wir stellen heute fest, daß auch die EAV einer strengen Kausalität und Gesetzmäßigkeit unterliegt. Die aufgezeigten Gedankengänge basieren auf meßbaren Fakten; ihre Mißachtung bedeutet Unwissenschaftlichkeit. Die EAV erhebt nicht Anspruch, die alleinige, universale, medizinische Methode zu sein; doch wird sie in einer modernen Medizin einen fundamentalen Platz einnehmen.

Anhang

Tabellarische Übersicht der vorhandenen AM (entsprechend der Zusammenstellung der Firma Staufen Pharma, Göppingen, für deren Überlassung und Verwendung herzlich gedankt sei).
Die Ampullen der Central-Apotheke sind nicht zur Injektion geeignet. Die Firma Staufen Pharma liefert diese aber als Einzelpotenzen zu Injektionszwecken.

* * Allergene, die als Sonderanfertigung für Herrn Apotheker Kern, Central-Apotheke, 7580 Bühl, potenziert wurden und über diese Apotheke zu beziehen sind.
* ** Präparate, die als KUf- bzw. Testreihe zur Verfügung stehen.
* ° Hausstaub-Milben-Allergen:
  Dermatophagoides farinae
  Dermatophagoides pteronyssinus āā

Verzeichnis der lieferbaren Allergene
Stand: September 1988

	potenziert bis		potenziert bis
Sdf. Ananas Kern *	D 30	Sdf. Gelatine-Allergen	D 30
Sdf. Apfel Kern *	D 30	Sdf. Gerstenmehl Kern *	D 30
Apfelsinen (Orangen)Allergen **	D 200	Getreidepollen-Allergen **	D 200
Sdf. Auster Kern *	D 30	Sdf. Gliadin ** = Gluten aus Weizen und Roggen	D 200
Sdf. Banane Kern *	D 30		
Sdf. Bier (Pils)	D 30	Sdf. Goldhirse	D 30
Sdf. Birne Kern *	D 30	Sdf. Gräser III (Glanzgras, Schilfrohr)	D 60
Blütenpollen I-Allergen **	D 200		
Blütenpollen II-Allergen **	D 200	Gräserpollen-Allergen **	D 200
Sdf. Blumenkohl Kern *	D 30	Sdf. Grapefruit Kern *	D 30
Sdf. Butter Kern *	D 30	Sdf. Grüne Bohnen-Allergen	D 30
Sdf. Buttermilch Kern *	D 30	Sdf. Hafermehl Kern *	D 30
Sdf. Cashew-Kerne	D 60	Sdf. Hammelfleisch Kern *	D 30
Sdf. Chinesische Mandarine	D 30	Haselnuß (Corylus avellana) **	D 200
Sdf. Cocola (Coca Cola)	D 30	Sdf. Haushaltsgummi	D 200
Sdf. Curry	D 30	Sdf. Hausstaub-Allergen	D 60
Sdf. Distelöl	D 30	Sdf. Haustier-Haare-Allergen	D 30
Sdf. Entenfleisch Kern *	D 30	Sdf. Heilbutt Kern *	D 30
Sdf. Erbsen-Allergen	D 30	Hefe (Faex medicinalis) **	D 400
Sdf. Erdbeer-Allergen	D 30	Sdf. Hering Kern	D 30
Sdf. Forelle Kern *	D 30	Sdf. Hopfen-Allergen	D 30

	potenziert bis		potenziert bis
Sdf. Hordenin ** = Gluten aus Gerste	D 200	Nos. Quallentoxin **	D 200
		Sdf. Quark Kern *	D 30
Sdf. Hühnerei gelb Kern *	D 30	Sdf. Reiskorn Kern *	D 30
Sdf. Hühnerei klar Kern *	D 30	Sdf. Rinderhaare	D 30
Sdf. Hühnerfedern-Allergen	D 100	Sdf. Rindfleisch Kern *	D 30
Sdf. Hühnerfleisch Kern *	D 30	Roggenmehl (Farina secalis cerealis) **	D 400
Sdf. Hummer Kern *	D 30		
Sdf. Hundehaare	D 30	Sdf. Roggenschrot	D 30
Sdf. Joghurt Kern *	D 30	Sdf. Rotkohl-Allergen	D 60
Sdf. Johannisbeere Kern *	D 30	Sdf. Saccharin	D 60
Sdf. Kabeljau Kern *	D 30	Sdf. Sardine Kern *	D 30
Kakao (Theobroma Cacao) **	D 200	Sdf. Sauermilch Kern *	D 30
Sdf. Käse Kern *	D 30	Sdf. Speisepilze Kern *	D 30
Kaffee (Coffea tosta) **	D 200	Sdf. Schafwolle	D 30
Sdf. Kalbfleisch Kern *	D 30	Sdf. Schaumstoff	D 30
Sdf. Karpfen Kern *	D 30	Sdf. Schimmelpilz I-Allergen (Zusammensetzung: Alternaria tenuis Botrytis cinerea Cladosporium sp. Curvularia sp. Fusarium sp. Helminthosporium hal.)	D 100
Sdf. Kartoffeln Kern *	D 30		
Sdf. Katzenhaare	D 60		
Sdf. Kefir Kern *	D 30		
Sdf. Kirschen sauer Kern *	D 30		
Sdf. Kirschen süß Kern *	D 30		
Knoblauch (Allium sativum) **	D 400		
Sdf. Krabbe Kern *	D 30		
Sdf. Kuhmilch Kern *	D 30	Sdf. Schimmelpilz II-Allergen (Zusammensetzung: Aspergillus sp. Mucor mucedo Penicillium sp. Rhizopus nigricans Pullularia pullulans Serpula lacrymans)	D 100
Sdf. Lachs Kern *	D 30		
Sdf. Landwirtschafts-Allergene	D 100		
Sdf. Linsen-Allergen	D 60		
Sdf. Maiskeimöl Kern *	D 30		
Sdf. Maismehl Kern *	D 30		
Sdf. Mandarine Kern *	D 30		
Sdf. Margarine Kern *	D 30		
Sdf. Marzipan Kern *	D 30	Sdf. Schlafzimmerstaub	D 30
Sdf. Miesmuschel Kern *	D 30	Sdf. Schokolade Kern *	D 30
Sdf. Milben-Allergen (Hausstaub-Milben) °	D 200	Sdf. Scholle Kern *	D 30
		Schweinefett (Adeps suillus) **	D 400
Milchzucker (Saccharum lactis)	D 200	Sdf. Schweinefleisch Kern *	D 30
Sdf. Mohrrübe Kern *	D 30	Sdf. Seide	D 100
Sdf. Molke, Konz.	D 30	Sdf. Seezunge Kern *	D 30
Sdf. Nüsse Dr. Khoe ** (verschiedene Nußarten)	D 200	Sdf. Sellerie Kern *	D 30
		Sdf. Senf Kern *	D 30
Sdf. Nutztierhaare-Allergen	D 30	Sdf. Sojamehl Kern *	D 30
Sdf. Olivenöl Kern *	D 30	Sdf. Spargel Kern *	D 30
Sdf. Paprika Kern *	D 30	Sdf. Speisepilze Kern *	D 30
Sdf. Petersilie Kern *	D 30	Sdf. Spinat-Allergen	D 60
Sdf. Pfefferminzöl	D 30	Sdf. Stachelbeere Kern *	D 30
Sdf. Pferdehaare	D 200	Sdf. Tapete	D 100
Sdf. Pfirsich Kern *	D 30	Sdf. Tee schwarz Kern **	D 30
Sdf. Putenfleisch Kern *	D 30	Sdf. Teppichboden	D 30
		Sdf. Thunfisch Kern *	D 30

	potenziert bis		potenziert bis
Sdf. Tischlerstaub	D 30	Sdf. Wein rot Kern *	D 30
Sdf. Tomaten-Allergen	D 60	Adf. Wein weiß Kern *	D 30
Sdf. Trauben (gemischt) Kern *	D 30	Sdf. Weißkohl-Allergen	D 200
Unkrautpollen-Allergen **	D 200	Sdf. Wohnstaub	D 30
Sdf. Walnuß Kern *	D 30	Zitronen-Allergen **	D 200
Sdf. Weizenkleie Kern *	D 30	Zucker raff. (Saccharum album) **	D 1000
Weizenmehl (Farina tritic. vulg.) **	D 400	Zwiebel (Allium cepa) **	D 400

Vorrätige Präparate für den Bereich der Friseure

	lieferbar unter nachstehender Kurzbezeichnung	in Ampullen vorrätig
Haarfarbe „Andora"	Sdf. Haarfarbe „Andora"	D 5 - D 60
Haaraufheller	Sdf. Haaraufheller	D 4 - D 30
Haarfarbe Excellence 101	Sdf. Haarfarbe „101"	D 5 - D 30
Haarfestiger	Sdf. Haarfestiger	D 3 - D 30
Haartönungsmittel „Glanzton mittelbraun"	Sdf. Haartönungsmittel	D 4 - D 30
Sommerblond	Sdf. Sommerblond	D 6 - D 30
Beauty-Fix 2, thermogesteuerte Fixierung für Beautyform, Wella	Sdf. Befi	D 4 - D 30
Crisan, Schampoo gegen Schuppen	Sdf. Cris	D 4 - D 30
Haarspray	HSP, KUF-Reihe „Q 22"	D 4 - D 200
Sulfrage-Haarfestiger von Loreal	Sdf. Suf	D 4 - D 30

Potenziert vorrätige Holzschutzmittel

Präparat	lieferbar unter nachstehender Bezeichnung	in Ampullen lieferbar	KUF-Reihe
Dinitrokresol	KI 6 (Dinitrokresol)	D 5 - D 400	R 6
Holzimprägnierungsmittel	Dinitrophenol-arsentrioxyd-fluornatrium	D 6 - D 30	—
Holzschutzmittel	Sdf. Holzschutzmittel	D 5 - D 60	—
Holzwurmbasileum	Basileum (HSM)	D 6 - D 400	—
Osmol-Bauholzschutz	Sdf. Os	D 5 - D 30	—
Pentachlorphenol	KI 11 (Pentachlorphenol)	D 5 - D 200	R 21
Xylamon	Sdf. Xyl	D 6 - D 400	—
Xyladecor, pentachlorphenolhaltiges Holzschutzmittel	Sdf. Xyde	D 6 - D 60	—
Xyladecor 2000, farbige Holzschutzglasur, Pinie 202	Sdf. Xyde neu	D 6 - D 60	—

Lieferbare Lacke und Lösungsmittel

Präparat	potenziert vorrätig bis	KUF-Reihe
Acetessigsäureaethylester	D 400	Sto 3
Acetonum	D 400	Sto 16
Aethanol (nur in Amp.-Form)	D 400	HM 45
Aether	D 1000	HM 46
Aethylenglykol (Lösungsmittel für Farben)	D 200	Q 24
Alcohol amylicus	D 200	Q 32
Alcohol isopropylicus	D 200	Q 31
Alcohol methylicus	D 200	P 23
Benzinum crudum	D 200	Q 18
Benzinum Petrolei	D 400	
Benzolum	D 200	Q 3
Carboneum sulfuratum	D 200	
Carboneum tetrachloratum	D 200	Q 13
Chloroformium	D 200	P 24
Cyclohexanol	D 400	Q 34
Haut- und Knochenleim, Sdf.	D 30	
Kerosin, Sdf.	D 30	
KI 19 (Heptachlor)	D 200	R 30
Lack comp., Sdf.	D 30	
Methylaethylketon	D 200	Q 23
Methylenchlorid, Sdf. = Dichlormethan	D 60	
Neopren Kleber, Sdf.	D 30	
Neopren Spachtelmasse, Sdf.	D 30	
Nitro-Verdünnung, Sdf.	D 100	
Nitrobenzolum, Sdf.	D 60	
Nitrolack, Sdf.	D 100	
Parkettkleber, Sdf.	D 30	
Parkettversiegelung, Sdf.	D 400	
p-Dioxan, Sdf.	D 30	
Perchloraetylen	D 200	Q 30
Plakatfarbe, Sdf. (Filzstifte)	D 30	Q 30
Styroporkleber, Sdf.	D 30	
Toluol	D 200	Q 45
Trichloraetylen	D 200	Q 14
Universal-Verdünnung, Sdf.	D 100	
Xylol	D 200	Q 46
Xyl, Sdf. = Xylamon	D 1000	
Xyde, Sdf. = Xyladecor	D 60	
Xyde neu, Sdf. = Xyladecor 2000	D 100	

Desinfizientia und Antiseptika

Präparat	lieferbar unter nachstehender Bezeichnung	in Ampullen vorrätig von/bis
AHD 200 = zur Haut- u. Händedesinfektion	Sdf. Desinfektionsmittel AH	D 3 - D 30
Formalinum	Formaldehyd Solut.	D 3 - D 400
Merfen Orange	Sdf. Phenylmercuriborat	D 4 - D 200
Mikrozid = zur Oberflächendesinfektion	Sdf. Mikrodesinfektionsmittel	D 3 - D 30
pHiso hex	Sdf. pyhiso	D 5 - D 100
Quartamon	Sdf. Benzalkoniumchlorid	D 5 - D 100
Sagrotan	Sdf. Desinfektionsmittel S	D 4 - D 30
TMTD = Tetramethylthiurandisulfid Desinfektionsmittel und Fungizid	TMTD	D 6 - D 100
2-Hydroxy-biphenyl-Natriumsalz	Natrium-o-phenylphenolat	D 4 - D 200

Präparate aus dem Foto- und Druckbereich

	potenziert vorrätig bis
Ipanol-Verdünner und -Reiniger = Sdf. Ipa V + R	D 30
entwickeltes Fotokopierpapier = Sdf. Znoy	D 30
Habuloid Universalverdünner = Sdf. Vogler Nr. 5	D 30
Sdf. Nitrobenzolum	D 60
Sdf. Nitroverdünnung	D 200
Dichlormethan = Sdf. Methylenchlorid	D 60
Acetessigsäureaethylester	D 400
Aethylenglycol (Lösungsmittel für Farben)	D 200
Negativ- und Positiv-Entwickler CD 3,4 = Sdf. C-D,3,4 Farbentwickler	D 30
Neutraltyp Liquid (Entwickler für Schwarz-weiß-Papier für warmschwarzen Bildton) = Sdf. Entwickler SW	D 60

Vorrätige Reinigungs- und Waschmittel

Präparat	lieferbar unter nachstehender Bezeichnung	in Ampullen vorrätig von/bis
Calgonit = Spülmaschinenmittel	Sdf. Cal	D 4 - D 60
Dosyl-combi = Reinigungs- und Desinfektionsmittel für Melkmaschinen	Sdf. Desinfektionsmittel M	D 3 - D 200
Polyboy	Sdf. Holzpflegemittel P	D 5 - D 30
Rei 65	Sdf. R 65	D 3 - D 200
Schmierseife	Sdf. Schmierseife	D 5 - D 30
Silan = Weichspüler	Sdf. Weichspüler S	D 12 - D 100
Somat = Klarspüler f. Geschirrautomaten	Sdf. Klarspüler	D 3 - D 30
Tiponal CBS = Tiponal DMS āā = Präparat zum Aufhellen von Wäsche	Tipa weiß	D 5 - D 200
WC 00 = WC-Reiniger	Sdf. 00	D 4 - D 30
Vim	Sdf. Scheuermittel V	D 6 - D 30

Potenzierte Antibiotika und Chemotherapeutika

Gruppe	Arzneimittel	lieferbar unter nach-stehenden Bedingungen	alte Bezeichnung	lieferbar von / bis	KuF- bzw. Testreihe
Sulfonamide	Azulfidine®	Sdf. Salazosulfapyridin		D 6 - D 30	
	Bisolvonamid®	Sdf. Biso		D 6 - D 30	
	Cibazol®	Sdf. Sulfathiazol	Sdf. Cibol	D 6 - D 30	
	Daraprim®	Sdf. Pyrimethamin	Sdf. Dari	D 6 - D 60	
	Eubasinum®	Sulfapyridin		D 6 - D 60	
	Fansidar®	Sdf. Fadar		D 6 - D 30	
	Nicene®	Sdf. Nic		D 6 - D 100	
	Prontalbin®	Sulfanilamid		D 4 - D 200	P 4
	Taurolin® 2%	Sdf. Taurol c. H$_2$O		D 4 - D 30	
	Taurolin® c. Ringer	Sdf. Taurol c. Ringer		D 4 - D 30	
Sulfonamide mit Trimethoprim	Bactrim®	Sdf. Batri	Sdf. Eusa = Sdf. Sig	D 4 - D 200	TR 15
	Eusaprim®	Sdf. Batri	Sdf. Eusa = Sdf. Sig	D 4 - D 200	TR 15
	Sigaprim®	Sdf. Batri	Sdf. Sig = Sdf. Eusa	D 4 - D 200	TR 15
Nitrofuranderivate	Ituran®	Nitrofurantoin	Sdf. Itzr	D 4 - D 200	P 35
	Inimur®	Sdf. Nifuratel	Sdf. Ini	D 6 - D 30	
Nalidixinsäure	Nogram®	Sdf. Nalidixinsäure	Sdf. Nega	D 6 - D 200	
Tetracycline	Achromycin®	Tetracyclin		D 5 - D 400	P 6
	Aureomycin®	Chlortetracyclin		D 3 - D 400	P 7
	Klinomycin®	Sdf. Minocyclin		D 5 - D 60	
	Ledermycin 300®	Sdf. Demeclocyclin		D 6 - D 200	
	Vibramycin®	Sdf. Doxycyclin	Sdf. Lemy	D 4 - D 200	
Penicilline	Amoxypen Saft®	Sdf. Amoxicillin		D 4 - D 60	
	Augmentan®	Sdf. Amoxicillin	Sdf. Amp = Sdf. Aug	D 4 - D 60	
	Baycillin 400®	Sdf. Propicillin K	Sdf. Aug = Sdf. Amp.	D 6 - D 60	
	Baypen®	Sdf. Mezlocillin		D 4 - D 30	
	Binotal®	Sdf. Ampicillin		D 6 - D 30	
	Isocillin Saft®	Sdf. Phenoxymethylpenicillin			
	Maxifen 700®	Sdf. Pivampicillin	Sdf. Max	D 4 - D 200	
	Megacillin forte®	Sdf. Mecillin forte		D 6 - D 200	
	Megacillin oral®	Sdf. Phenoxymethylpenicillin		D 4 - D 200	
				D 4 - D 200	

Gruppe	Präparat	Sdf.	Potenzen
	Penicillinum G		D 4 - D 400 P 1
	Stapenor®	Penicillinum G	D 6 - D 200
	Staphylex®	Sdf. Oxacillin	D 4 - D 30
	Totocillin®	Sdf. Flucloxacillin Sdf. Stap	D 6 - D 30
		Sdf. Toto	
Cephalosporine	Bidocef®	Sdf. Cefadroxil	D 6 - D 60
	Cepexin®	Sdf. Cefalexin	D 6 - D 200
	Ceporexin®	Sdf. Cefalexin Sdf. Ce	D 6 - D 200
	Claforan®	Sdf. Cefotaxim Sdf. Ce	D 6 - D 30
	Gramaxin®	Sdf. Cefazolin	D 4 - D 30
	Mefoxitin®	Sdf. Cefoxitin	D 4 - D 30
	Panoral forte®	Sdf. Cefaclor	D 5 - D 30
Chloramphenicol	Chloromycetin®	Chloramphenicol	D 4 - D 400 P 11
	Leukomycin®	Chloramphenicol	D 4 - D 400 P 11
Makrolide	Erythromycinum	Erythromycinum	D 4 - D 400
	Neo Erycinum®	Sdf. Neri	D 6 - D 200
	Selectomycin®	Sdf. Spiramycin	D 6 - D 30
Lincomycine	Cillimycin®	Sdf. Lincomycin (HCl)	D 4 - D 30
	Sobelin solubile®	Sdf. Clindamycin Sdf. Sobi	D 4 - D 30
Aminoglykoside	Extramycin®	Sdf. Sisomicin	D 6 - D 30
	Gernebcin®	Sdf. Tobramycin	D 4 - D 30
	Humatin Kps.®	Sdf. Paromomycin	D 6 - D 200
	Neomycinsulfat	Neomycinsulfat Sdf. Hum	D 4 - D 400
	Refobacin®	Sdf. Gentamicin	D 4 - D 200
	Rifa®	Sdf. Rifampicin Sdf. Ref	D 5 - D 100
	Streptomycin	Streptomycin	D 4 - D 400
	Tobramaxin®	Sdf. Tobramycin	D 4 - D 30
Aminoglykosid mit Penicillin	Combiotic-S®	Sdf. Comb. S	D 6 - D 30 P 3
Polyen-Antibiotika (Antibiotika gegen Pilzinfektionen)	Ampho-Moronal®	Sdf. Amphotericin B	D 6 - D 30
	Griseofulvin	Griseofulvin	D 5 - D 200
	Moronal®	Sdf. Nystatin Sdf. Mor	D 4 - D 60 P 48
Polyen-Antibiotikum mit Tetracyclin	Mysteclin Sirup®	Sdf. Myclin	D 6 - D 60
Chinolone (Gyrasehemmer)	Tarivid®	Sdf. Ofloxacin	D 6 - D 30

Sdf. sind Sonderpotenzierungen, welche im Auftrag verschiedener Apotheken auf ärztliche Anforderung hergestellt wurden.

Lokalanästhetika

	lieferbar unter nachstehenden Bezeichnungen	in Ampullen* potenziert vorrätig von / bis
Anaesthol®	Sdf. Antho	D 3 - D 30
Carbostesin®	Sdf. Carboin	D 3 - D 30
Gingicain®	Sdf. Gingca	D 3 - D 30
Hostacain forte®	Sdf. Hosta	D 4 - D 60
Hostacain-N-Arterenol®	Sdf. Hosca	D 6 - D 30
Nor-Anaesthol®	Sdf. N-Antho	D 3 - D 30
Pantocain®	Sdf. Tetracain	D 4 - D 200 u. als Testreihe
Scandicain®	Sdf. Scand	D 3 - D 200
Ultracain DS®	Sdf. UDS	D 4 - D 200
Xylestesin®	Sdf. Xylin	D 5 - D 100
Ultracain hyperbar®	Sdf. Ul	D 6 - D 100
Xylocain-Epinephrin®	Sdf. Xepi	D 4 - D 30

Narkosemittel

Äther	KuF-Reihe HM 46	D 3 - D 1000
Chloroformium	KuF-Reihe P 24	D 5 - D 200
Halothan®	Narkosemittel Hal, KuF-Reihe P 40	D 5 - D 200
Inactin®	Sdf. Inac	D 5 - D 30
mod. Barbitursäure	KuF-Reihe P 15	D 4 - D 400
Trapanal®	Sdf. Thiopental-Na	D 4 - D 60
Dormicum®	Sdf. Midazolam	D 5 - D 30
Hypnomidate®	Sdf. Etomidat	D 5 - D 30

* auch in Dilution, Globuli, Tabletten und Trituration lieferbar.

Potenziert vorrätige Aminosäuren

	in Ampullen lieferbar von	bis	KUF-Reihe
Acidum asparagicum	D 5	D 400	Sto 13
Acidum glutaminicum	D 4	D 400	Sto 33
Sdf. L-Alanin	D 4	D 30	
Sdf. Arginicum	D 5	D 10	
Cysteinum	D 5	D 200	Sto 31
Cystlnum	D 6	D 400	Sto 24
Glycocollum	D 3	D 400	Sto 12
Histidinum	D 5	D 1000	Sto 9
Sdf. L-Isoleucin	D 4	D 30	
Leucinum	D 6	D 60	
DL-Methioninum	D 4	D 200	
Ornithin-aspartat	D 4	D 200	P 47
Phenylalanin	D 4	D 400	Sto 26
Sdf. L-Prolin	D 4	D 30	
Sdf. L-Serin	D 4	D 30	
Tetrajodthyroxin	D 6	D 200	
Sdf. L-Threonin	D 4	D 30	
Sdf. L-Thyrosin	D 6	D 200	
Sdf. L-Tryptophan	D 4	D 60	
Sdf. L-Valin	D 4	D 30	

Potenzierte Psychopharmaka

Arzneimittel	lieferbar unter nachstehenden Bezeichnungen	alte Bezeichnung	lieferbar von / bis	KUF-bzw. Testreihe
Adumbran®	Sdf. Oxazepam	Sdf. Adu = Sdf. Prax	D 6 - D 100	
Atosil®	Promethazin		D 4 - D 200	P 37
Cerebrolysin®	Sdf. Cerlysin		D 4 - D 30	
Cyrpon®	Meprobamat	Sdf. Cy	D 6 - D 60	
Dapotum D®	Sdf. Fluphenazin	Sdf. Dapo = Sdf. Lyo	D 6 - D 60	
Decentan®	Sdf. Perphenazin		D 6 - D 30	
Demetrin®	Sdf. Prazepam		D 6 - D 30	

Arzneimittel	lieferbar unter nachstehenden Bezeichnungen	alte Bezeichnung	lieferbar von / bis	KUF-bzw. Testreihe
Dipiperon®	Sdf. Pipamperon	Sdf. Dipi	D 6 - D 30	
Distraneurin®	Sdf. Clomethiazol	Sdf. Distran	D 5 - D 200	
Dogmatil®	Sdf. Sulpirid		D 6 - D 30	
Fluanxol Depot®	Sdf. Flupentixol		D 6 - D 30	
Frisium®	Sdf. Clobazam		D 6 - D 30	
Haldol®	Sdf. Haloporidol	Sdf. Hald = Sdf. Halper	D 3 - D 30	
Helfergin®	Sdf. Meclofenoxat	Sdf. Hegi	D 3 - D 30	
Imap®	Sdf. Fluspirilen		D 6 - D 30	
Insidon®	Sdf. Opipramol	Sdf. Indo	D 6 - D 30	
Jatrosom®	Sdf. Jatro		D 5 - D 30	
Laroxyl®	Sdf. Amitriptylin	Sdf. Laro = Sdf. Saro	D 4 - D 100	
Lexotanil®	Sdf. Bromazepam	Sdf. Lex	D 6 - D 60	
Librium®	Sdf. Chlordiazepoxid	Sdf. Libri	D 6 - D 200	
Ludiomil®	Sdf. Maprotilin		D 6 - D 30	
Lyogen®	Sdf. Fluphenazin	Sdf. Lyo = Sdf. Dapo	D 6 - D 60	
Megaphen®	Chlorpromazin		D 4 - D 200	P 38
Melleretten®	Sdf. Thioridazin		D 6 - D 100	
Melleril®	Sdf. Thioridazin	Sdf. Mel	D 6 - D 100	
Metrotonin®	Sdf. Meto		D 4 - D 30	
Neuracen®	Sdf. Beclamid		D 6 - D 30	
Neurocil®	Levomepromazin		D 4 - D 200	P 39
Nozinan®	Levomepromazin		D 4 - D 200	P 39
Novereil®	Sdf. Dibenzepin		D 6 - D 30	
Praxiten®	Sdf. Oxazepam	Sdf. Prax = Sdf. Adu	D 6 - D 100	
Reactivan®	Sdf. Reac		D 6 - D 200	
Reserpin	Reserpin		D 5 - D 60	
Saroten®	Sdf. Amitriptylin	Sdf. Laro = Sdf. Saro	D 4 - D 100	
Semap®	Sdf. Penfluridol		D 6 - D 400	
Tavor®	Sdf. Lorazepam		D 6 - D 200	
Tofranil®	Sdf. Imipramin	Sdf. Tofran	D 4 - D 60	
Tolvin®	Sdf. Mianserin	Sdf. Tol	D 6 - D 60	
Tranxilium®	Sdf. Dikaliumclorazepat		D 6 - D 30	
Truxal®	Sdf. Chlorprothixen	Sdf. Trux	D 6 - D 60	
Valium®	Diazepam		D 6 - D 400	P 30
Verophen®	Sdf. Vero		D 4 - D 30	

Sdf. sind Sonderpotenzierungen, welche im Auftrag verschiedener Apotheken auf ärztliche Anforderung hergestellt wurden.

Potenziert vorrätige Antiepileptika

Präparat	Wirkstoff	lieferbar unter der Bezeichnung	in Ampullen vorrätig von/bis	KUF-Reihe
Antisacer® comp.	Phenytoin-Na Phenobarbital	Sdf. Ant.	D 4 - D 30	
Ergenyl® 300	Valproinsäure Natriumsalz	Sdf. Natriumvalproiant	D 6 - D 30	
Luminal®	Phenobarbital	Acid. phenylaethyl-barbituricum	D 4 - D 400	P 14
Maliasin®	Barbexaclon	Sdf. Barbexaclon	D 6 - D 30	
Mylepsinum®	Primidon	Sdf. Myl	D 6 - D 30	
Petnidan®	Ethosuximid	Sdf. Ethosuximid	D 4 - D 60	
Tegretal®	Carbamazepin	Sdf. Azepin T	D 4 - D 200	
Zentropil®	Phenytoin	Diphenylhydantoin	D 5 - D 400	P 19

Potenzierte Hypnotika/Sedativa

Arzneimittel	lieferbar unter nachstehenden Bezeichnungen	alte Bezeichnung	lieferbar von / bis	KUF-bzw. Testreihe
Adalin®	Bromdiaethylacetylcarbamid (Cabromat INN)		D 4 - D 60	
Atosil®	Promethazin		D 4 - D 200	P 37
Bromural®	Bromisovalerianylcarbamid (Bromisoval INN)		D 4 - D 60	
Chloralum hydratum			D 5 - D 60	
Contergan®	Sdf. Thalidomid	Sdf. C	D 10 - D 1000	
Cyrpon®	Meprobamat	Sdf. Cy	D 4 - D 60	
Dalmadorm®	Sdf. Flurazepam		D 6 - D 30	
Distraneurin®	Sdf. Clomethiazol	Sdf. Distran	D 5 - D 200	
Dormicum®	Sdf. Midazolam		D 6 - D 30	
Dormopan®	Sdf. Dormo		D 6 - D 30	
Evipan-Na®	modifizierte Barbitursäure (Hexobarbital INN)		D 4 - D 400	P 15
Flurazepam Riker®	Sdf. Flurazepam		D 6 - D 30	
Hypnomidate®	Sdf. Etomidat		D 5 - D 30	
L-Tryptophan	Sdf. L-Tryptophan		D 4 - D 60	

Arzneimittel	lieferbar unter nachstehenden Bezeichnungen	alte Bezeichnung	lieferbar von / bis	KUF-bzw. Testreihe
Metrotonin®	Sdf. Meto		D 4 - D 30	
Mogadan®	Sdf. Nitrazepam		D 6 - D 60	
Paraldehyd	Paraldehyd		D 4 - D 200	
Rohypnol®	Sdf. Flunitrazepam		D 6 - D 30	
Seda Tablinen®	Acidum phenylaethylbarbituricum (Phenobarbital INN)		D 4 - D 400	P 14
Staurodorm®	Sdf. Flurazepam		D 6 - D 30	
Urethanum	Urethanum		D 3 - D 200	P 42

Sdf. sind Sonderpotenzierungen, welche im Auftrag verschiedener Apotheken auf ärztliche Anforderung hergestellt wurden.

Literaturverzeichnis

Dorcsi, M.: Medizin der Person.

Dorcsi, M.: Band I-III, Stufenplan und Ausbildungsprogramm in der Homöopathie.

Dorcsi, M.: Homöopathie, Band VI.

Dorcsi, M.: Homöopathie — Arzneimittellehre.

Popp, F. A.: Diverse Veröffentlichungen in Zeitschrift „Erfahrungsheilkunde" und Ärztezeitschrift für Naturheilverfahren (Physiotherapie).

Voll, R.: Elektroakupunktur, Band I-III.

Voll, R.: 1.-4. Supplementband.

Voll, R.: Kopfherde.

Voll, R.: Wechselbeziehungen, Odontone und Tonsillen.

Voll, R.: 25 Jahre EAV.

Schriftreihe des Zentralverbandes der Ärzte f. Naturheilverfahren 14. Band, *R. Voll*: Medikamententestung, Nosodentherapie und Mesenchymentschlackung.

Wünstel-Gawlik-Stübler: Aktuelle Anwendungsmöglichkeiten der Homöopathie in der ärztlichen Praxis, Band 1-3.